Günther
Anleitung zur Bewertung
klinischer Studien

REIHE „MATERIALIEN FÜR DIE WEITERBILDUNG"

Herausgegeben von Georg Keller, Düsseldorf, Hermann Liekfeld, Mülheim/Ruhr, und Iris Milek, Stuttgart

Günther: Anleitung zur Bewertung klinischer Studien

Keller, Thiele: Kommunikationspraxis für Apotheker

Niedner: Erkrankungen der Haut

Reiber, Weimar: Erkrankungen des rheumatischen Formenkreises

Wiesenauer, Keller: Arzneimittel der Besonderen Therapierichtungen

ANLEITUNG ZUR BEWERTUNG KLINISCHER STUDIEN

Judith Günther, Freiburg

Mit 25 Abbildungen und 17 Tabellen

Weiterbildung

Deutscher Apotheker Verlag Stuttgart 2001

Anschrift der Autorin
Dr. Judith Günther
Marchstr. 15
79106 Freiburg

Anschriften der Herausgeber

Dr. Georg Keller	Dr. Hermann Liekfeld	Dr. Iris Milek
Weiterbildung,	Hirsch-Apotheke	Weiterbildung
Pharm. Sachfragen, QMS	Leineweberstr. 55	Landesapothekerkammer
Apothekerkammer Nordrhein	45468 Mülheim/Ruhr	Baden-Württemberg
Poststr. 4		Villastraße 1
40213 Düsseldorf		70190 Stuttgart

7 Cartoons von Ulrich Birtel, Freiburg

Wichtiger Hinweis
Die Erkenntnisse in der Medizin und der Pharmazie unterliegen laufendem Wandel durch Forschung und Erfahrungen. Die Autoren haben große Sorgfalt darauf verwendet, dass die in diesem Werk gemachten Angaben, insbesondere hinsichtlich Anwendung, Dosierung und unerwünschten Wirkungen dem derzeitigen Wissensstand entsprechen. Das entbindet den Benutzer des Werkes nicht von der Verpflichtung, anhand der Beipackzettel der Präparate zu überprüfen, ob die dort gemachten Angaben von denen in diesem Buch abweichen und seine Empfehlung in eigener Verantwortung zu treffen.

Ein Warenzeichen kann warenrechtlich geschützt sein, auch wenn ein Hinweis auf etwa bestehende Schutzrechte fehlt.

Die Deutsche Bibliothek – CIP Einheitsaufnahme

Günther, Judith:
Anleitung zur Bewertung klinischer Studien / von Judith Günther. - Stuttgart :
Dt. Apotheker-Verlag, 2001
  (Reihe „Materialien für die Weiterbildung")
  ISBN 3-7692-2811-1

Jede Verwertung des Werkes außerhalb der Grenzen des Urheberrechtsgesetzes ist unzulässig und strafbar. Das gilt insbesondere für Übersetzungen, Nachdrucke, Mikroverfilmungen oder vergleichbare Verfahren sowie für die Speicherung in Datenverarbeitungsanlagen.

© 2001 Deutscher Apotheker Verlag Stuttgart
Birkenwaldstr. 44, 70191 Stuttgart
Printed in Germany

Druck: Druckerei und Verlag Gebrüder Knöller KG, Stuttgart
Umschlaggestaltung: Atelier Schäfer, Esslingen

Vorwort

Die Apothekenbetriebsordnung schreibt sie vor, der Gesetzgeber verlangt sie, der Kunde darf sie erwarten: Die fundierte Arzneimittelberatung. Nichtsdestoweniger – oder gerade deswegen – ist sie seit Jahren ein Zankapfel der öffentlichen Diskussion. Immer wieder tauchen Fragen nach der Kompetenz der Apothekerschaft auf, nach deren Unabhängigkeit von wirtschaftlichen Interessen, nach deren Engagement zum Wohle der Patienten. Dabei ist das Eigenverständnis selbst innerhalb der Apothekerschaft nicht geklärt: Sind Apotheker/innen nun die smarten, umsatzorientierten akademischen Geschäftsleute oder die lustlosen Berater im weißen Kittel wie die letzte Umfrage der Stiftung Warentest die Apothekerschaft abqualifizierte [Stiftung Warentest, Test 07/99]? Oder sind sie nicht vielmehr kompetente Arzneimittelfachleute, die sich zum Anwalt des Patienten machen und die unser Land deswegen auch so dringend benötigt, so wie es die Standesvertretung darstellt? Woher kommt diese Diskrepanz?

Wahrscheinlich liegt die Wahrheit – wie so oft – in der Mitte, was uns aber nicht davon abhalten sollte, in unruhigen politischen und wirtschaftlichen Zeiten mehr denn je nach Verbesserung zu streben.

Aber wie kann die Außendarstellung verbessert und das Gewicht der Apothekerschaft für den Gesundheitsmarkt erhöht werden? Wie entsteht Kompetenz? Wenn sich Apotheker/innen mehr in die Anwendung der von ihnen vertriebenen Präparate einmischen, um Patient/innen und Ärzt/innen aktiv zu beraten, wird sich das Bild des Apothekers in unserer Gesellschaft grundlegend wandeln. Sich Einmischen und aktiv sein setzt allerdings Selbstvertrauen bzw. Selbstbewusstsein voraus. Zumindest die fachliche Seite dieses Selbstbewusstseins lässt sich erarbeiten, durch Übungen und offene Diskussionen aufbauen. Die Arbeit, die dabei vor Ihnen liegt, ist nicht wenig. Schließlich handelt es sich um den gesamten deutschen Arzneimittelmarkt mit seinen mehr als 50 000 Fertigarzneimitteln. Aufgrund seiner Größe ist dieser Markt höchst intransparent. Der Wahrheitsgehalt von Informationen über Arzneimittel, deren Wirksamkeit und Unbedenklichkeit variiert häufig je nach Interessenlage des Verfassers. Unabhängige Informationen sind dagegen rar. Selbst universitäre bzw. klinische Forschungsergebnisse sind nicht immer glaubwürdig. Letztlich ist aus diesem Grund in den letzten Jahren die Diskussion einer Evidenz-basierten Medizin auch in Deutschland entfacht, welche sich auf die Suche nach dem Nachweis von Wirksamkeit und Unbedenklichkeit therapeutischer Maßnahmen macht, mit dem Ziel, dem Patienten die bestmögliche Versorgung zukommen zu lassen. Hinzu kommt eine seit Jahren anhaltende Informationsflut, die eine grundlegende Sondierung der Materialien erfordert.

Das vorliegende Werk soll Ihnen eine Hilfe sein, sich dem Thema einer profunden Arzneimittelbewertung und der spannenden Suche nach einem Stückchen Wahrheit anzunähern.

Denn wirklich gute Empfehlungen – nur damit werden Kunden langfristig zufriedengestellt – setzen wirklich gute, d.h. wirksame und möglichst nebenwirkungsarme Arzneimittel voraus. Das Buch soll Sie in die Lage versetzen, eigenständig und selbstverantwortlich Aussagen zur Wirksamkeit und Unbedenklichkeit von Arzneimitteln zu überprüfen und zu bewerten. Hierzu erhalten Sie eine Übersicht über die wichtigsten Informationsquellen und deren Glaubwürdigkeit. Darüber hinaus werden die verschiedenen Studiendesigns vorgestellt, die Messgrößen wie Relatives Risiko, Number needed to treat u.a. und deren Aussagekraft erläutert und Hinweise auf mögliche Auswertungs- und Interpretationsfehler gegeben. Anhand eines Studienbeispiels erhalten Sie praktische Anleitungen, wie eine klinische Prüfung und deren Zusammenschrift bewertet werden kann. Darüber hinaus werden viele Anregungen zu eigenen Übungen gegeben. Zur Erleichterung der praktischen Bewertungsarbeit sind Bewertungsformulare für Einzelstudien und Übersichtsarbeiten enthalten, die vervielfältigt und nach Bearbeitung archiviert werden können. Ich habe dieses Buch in Gedenken an die Ernüchterung verfasst, die mich nach meinem universitären Studium ereilte, als ich feststellen musste, dass mir trotz des angesammelten theoretischen Wissens eine gute Beratung im konkreten Fall nicht so leicht gelingen wollte. Damals half mir die persönliche und fachliche Unterstützung meines Ausbilders, der bereits vor mehr als 10 Jahren den Versuch unternommen hatte, eine qualifizierte und für das Apothekenteam einheitliche Beratung für die Selbstmedikation aufzubauen. Die internen Diskussionen um den Nutzen und die Risiken von Arzneimitteln bildeten die Grundlage für die Beratungsaussagen unseres Teams. Der rege und offene Austausch im Team gab mir die Freude an meinem Studium und an dem erworbenen Wissen zurück. Die konsequente Entscheidung, nur das zu empfehlen, was wirklich gut ist, und das nicht zu verkaufen, was schadet, steigerte meine Identifikation mit meinem Arbeitsplatz und mein Engagement.

Für eine Zukunft braucht unser Berufsstand mehr Engagement und mehr aktives Eingreifen, sowohl in der öffentlichen Diskussion um die Gesundheitspolitik als auch bei der individuellen Beratung eines Patienten am HV-Tisch. Das Gewicht, das die Apothekerschaft dabei in die Waagschale zu werfen hat, wird abhängig sein von ihrer Fähigkeit, sich als qualifizierte, unabhängige Fachleute für Arzneimittel in der Gesundheitsdiskussion zu etablieren. Getreu der alten Binsenweisheit: Wissen ist Macht.

Abgesehen davon, dass ich mit Blick auf die Zukunft des Berufsstandes ein größeres Engagement der ApothekerInnen auf diesem Gebiet für absolut notwendig halte, wünsche ich mir, dass Sie beim Durcharbeiten des Buches Spaß haben. Ich hoffe, Sie von der Möglichkeit zu begeistern, Arzneimittel unabhängig von interessensgeleiteten Informationen selbständig einschätzen und eigene Schlussfolgerungen ziehen zu können.

Mein besonderer Dank für ihre Diskussionsbereitschaft, ihre qualifizierten, inhaltlichen Anregungen und die großzügige Einsicht in die Cochrane Library gilt Herrn Dr. Gerd Antes, dem Leiter des Deutschen Cochrane Zentrums, Freiburg, und seinem Mitarbeiter Guido Schwarzer. Darüber hinaus möchte ich Herrn Prof. Dr. Fricke für die Durchsicht des Manuskripts und die wertvollen inhaltlichen Anregungen danken. Herrn Prof. Dr. Glaeske gilt mein besonderer Dank für seine Unterstützung bei der Erstellung des Manuskripts und seine ständige Bereitschaft, sich an inhaltlichen Diskussionen zur Gesundheitslandschaft der Bundesrepublik Deutschland, zu Arzneimitteln und im Speziellen zu den Aufgaben der Pharmazeuten zu beteiligen. Ganz herzlich möchte ich Herrn Ulrich Birtel danken für die Gestaltung der Cartoons, die zum Schmunzeln einladen und den streckenweise etwas trockenen Inhalt auflockern sollen. Ebenso bin ich dem Mitherausgeber dieser Schriftenreihe, Herrn Dr. Keller, zu Dank verpflichtet für seine Geduld bei der Erstellung und Durchsicht des Manuskriptes und für seine Offenheit in der inhaltlichen Diskussion auch berufspolitischer Themen.

Freiburg im Frühjahr 2001

Judith Günther

INHALTSVERZEICHNIS

VORWORT V

1. ARZNEIMITTELMARKT DER BUNDESREPUBLIK DEUTSCHLAND 1
1.1 Chaos oder Durchblick? 1

2. ENTWICKLUNG UND KLINISCHE PRÜFUNG EINES ARZNEIMITTELS 5
2.1 Übersicht 5
2.2 Entwicklung 6
2.3 Vorklinik 6
2.4 Klinische Prüfungen 8
    2.4.1 Phase I 8
    2.4.2 Phase II 8
    2.4.3 Phase III 9
2.5 Zulassung 9
2.6 Nachzulassungsphase 10
    2.6.1 Phase IV 10

3. PRÜFPROTOKOLL – DAS RÜCKGRAT EINER KLINISCHEN STUDIE 12
3.1 Welche Aussage kann die klinische Forschung treffen? 12
3.2 Qualitätsstandards für klinische Studien 12

4. STUDIENARTEN 20
4.1 Merkmale 20
4.2 Experimentelle Studienansätze 23
    4.2.1 Randomisierte klinische Studie 23
    4.2.2 Kontrollierte klinische Untersuchung 26
    4.2.3 Cross-over-Design 28
4.3 Beobachtungsstudien 30
    4.3.1 Kohortenstudie 31
    4.3.2 Fall-Kontroll-Studie 35
    4.3.3 Querschnittsstudien 38
    4.3.4 Anwendungsbeobachtungen 40

    Repetitorium 44

5. Was versteht man unter Evidenz-basierter Medizin? — 49
5.1 Stellenwert für die Apotheke? — 49
5.2 Problem: Informationsexplosion — 50
5.3 Cochrane Collaboration — 52

6. Wie formuliert man eine klinische Fragestellung? — 54

7. Literatursuche: Wo findet man was? — 59
7.1 Wissenschaftliche Literatur: Was ist das? — 59
7.2 Seriosität von Informationen — 60
7.3 Kritische Bewertung von Informationsquellen — 63
7.3.1 Primärliteratur — 63
7.3.2 Sekundärliteratur — 64
7.3.3 Tertiärliteratur — 74
7.3.4 Elektronische Medien/Internet — 75
7.4 Typischer Verlauf einer Literatursuche — 79

8. Studienbewertung nach den Kriterien der Evidenz-basierten Medizin — 83
8.1 Fragenkatalog — 84
8.1.1 Beurteilung des Studiendesigns — 84
8.1.2 Beurteilung der Ergebnisse — 86
8.1.3 Klinische Relevanz der Studienergebnisse — 90
8.2 Entscheidungsfindung — 92
8.3 Arbeitsblätter — 101
8.3.1 Arbeitsblatt zur Bewertung einer Therapiestudie — 101
8.3.2 Arbeitsblatt zur Bewertung einer Übersichtsarbeit — 104

9. Eine kleine Einführung in die medizinische Statistik — 110
9.1 Die Vierfeldertafel — 110
9.2 Relatives Risiko — 111
9.3 Relative Risikoreduktion — 113
9.4 Absolute Risikoreduktion — 114
9.5 Number needed to treat — 115

9.6	Odds Ratio	117
9.7	Konfidenzintervall und p-Wert	121
9.8	Arten der Datenanalyse	123
9.9	Tricks bei der Auswertung	125
	9.9.1 Post-Hoc-Ergebnisse	125
	9.9.2 Verwendung nicht angebrachter statistischer Verfahren	125
	9.9.3 Zwischenauswertungen ohne Plan	126
	9.9.4 Nichtbeachtung der Beobachtungseinheit	126
	9.9.5 Statistisch signifikant ist nicht klinisch relevant	127
	9.9.6 Lückenhafte Wiedergabe in den Abstracts	127

10. Evidenz-basierte Arbeit im Apothekenalltag — 132

10.1	Ablagesystem	132
10.2	Pharmaboard	133
10.3	Pharma-Kolloquium	133
10.4	Pharma-Leitlinien	133
10.5	Qualitätszirkel	134

11. Alphabetisches Glossar — 135

12. Literaturtipps — 152

12.1	Printmedien	152
	12.1.1 Zeitschriften/Periodika	152
	12.1.2 Bücher	153
12.2	Elektronische Medien (CD-Rom)	153
12.3	Internetadressen	153
	12.3.1 Volltextsuchmaschinen	153
	12.3.2 Evidenz-basierte Medizin	154
	12.3.3 Zulassungsbehörden und andere Behörden	154
	12.3.4 Zeitschriften	155
	12.3.5 Literatursuche	155
12.4	Serviceadressen	156

Antworten zu den Aufgaben — 157

Sachregister — 163

Stets gilt es zu bedenken, daß nichts schwieriger durchzuführen, nichts von zweifelhafteren Erfolgsaussichten begleitet und nichts gefährlicher zu handhaben ist als eine Neuordnung der Dinge

Machiavelli

1. Arzneimittelmarkt der Bundesrepublik Deutschland

In Deutschland wurden 1999 etwa 1,59 Milliarden Arzneimittelpackungen in Apotheken verkauft. Der gesamte Umsatz über die öffentlichen Apotheken betrug – berechnet nach Verkaufspreisen – 50,3 Milliarden DM. Der größte Anteil mit rund 783 Millionen Verordnungen entfiel wie bereits in den vorangehenden Jahren auf Arzneimittelverordnungen zu Lasten der gesetzlichen Krankenversicherung. Zusammen mit den Arzneimitteln, die unterhalb der Zuzahlungsgrenze liegen, und den privat verordneten Arzneimitteln lag der Anteil der insgesamt verordneten Präparate bei 960 Millionen Packungen. Der Rest von 630 Millionen Packungen entfiel auf die Selbstmedikation [1, 5, 7].

1.1 CHAOS ODER DURCHBLICK?

Der Arzneimittelmarkt der Bundesrepublik Deutschland umfasst derzeit rund 51 800 Arzneimittel. Im internationalen Vergleich liegt Deutschland damit an der Spitze. Allerdings werden hierbei die verschiedenen Dosierungen und Applikationsformen eines Wirkstoffes jeweils als separates Arzneimittel gezählt. Ist ein Wirkstoff beispielsweise in 2 verschiedenen Dosierungen und in 4 Applikationsformen (Tabletten, Tropfen, Zäpfchen und Ampullen) zugelassen, werden nach der bundesdeutschen Zählweise 8 verschiedene Arzneimittel gezählt.
Für ca. 31 000 dieser Arzneimittel wurde die Nachzulassung nach dem Arzneimittelgesetz von 1976 (AMG 76) beantragt. Ca. 19 000 dieser Anträge waren bis Ende 1999 bearbeitet. Mehr als 12 000 Anträge warten demnach auf Bearbeitung durch die zuständige Behörde. Bis Ende 1999 wurden rund 21 000 Humanarzneimittel nach AMG 76 zugelassen, welches erstmals einen Nachweis der klinischen Wirksamkeit und Unbedenklichkeit einer neuartigen Substanz vor der Erteilung der Zulassung forderte. Zusammen mit den bereits nachzugelassenen Präparaten sind derzeit rund 75 % des deutschen Arzneimittelmarktes gemäß den gesetzlichen Forderungen zugelassen. Für ca. ein Viertel des Marktes fehlt demnach immer noch (und das seit mehr als 20 Jahren) eine Überprüfung der klinischen Wirksamkeit und Unbedenklichkeit gemäß den gesetzlichen Forderungen. Seit dem 04. Juli 2000 ist die 10. AMG-Novelle in Kraft, nach der das Nachzulassungsverfahren beschleunigt werden soll [6]. Bisher besaßen Altarzneimittel, die auf eine Nachzulassung verzichtet haben, eine Abverkaufsmöglichkeit bis zum Jahr 2004. Seit dem 04. Juli 2000 wird auch für diese Arzneimittel eine Nachzulassung gefordert. Hierfür müssen die entsprechenden Hersteller bis zum 31. Januar 2001 einen Antrag auf Nachzulassung einreichen. Andernfalls gilt ab diesem Zeitpunkt eine Abverkaufsfrist von 2 Jahren. Das Bundesinstitut für Arzneimittel und Medizinprodukte (BfArM) hofft nun auf eine endgültige Fertigstellung der Nachzulassungsverfahren bis 2005. Danach sollen theoretisch alle im Markt befindlichen Präparate nach dem derzeit geltenden Arzneimittelgesetz zugelassen sein. Darüber hinaus erhalten künftig alle Medikamente, die noch nicht nach Arzneimittelgesetz 1976 zugelassen sind sowohl in der Packungsbeilage als auch in der Fachinformation folgenden Hinweis: „Dieses

Arzneimittel ist nach den gesetzlichen Übergangsvorschriften im Verkehr, die behördliche Prüfung auf pharmazeutische Qualität, Wirksamkeit und Unbedenklichkeit ist noch nicht abgeschlossen" [3,4,6,8].

Nach Angaben des BfArM wurden im Jahre 1999 insgesamt 1952 Fertigarzneimittel (ohne Tierarzneimittel) neu zugelassen. Weitere 43 Arzneimittel wurden nach § 38 des Arzneimittelgesetzes als Homöopathika registriert. Gelöscht wurden 572 Fertigarzneimitteleinträge [2]. Damit erhielt der Arzneimittelmarkt der Bundesrepublik Deutschland allein 1999 mehr als 1420 zusätzliche Einträge (siehe Abb. 1.1).

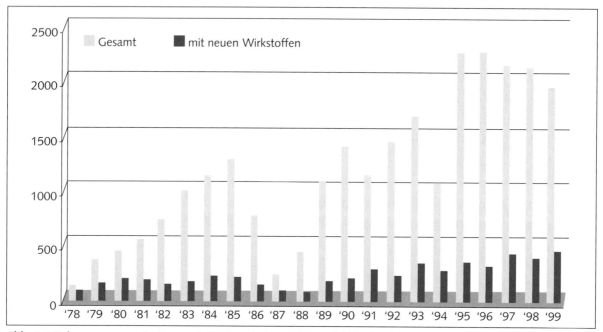

Abb. 1.1 Zulassungen von Fertigarzneimitteln zwischen 1978 und 1999 für den Arzneimittelmarkt der Bundesrepublik Deutschland [nach 2]

Den Markteinführungen 1999 liegen 29 neue Arzneistoffe zugrunde, die in insgesamt 453 Fertigarzneimitteln in den Handel gelangen und für die nach AMG 76 eine Prüfung auf Qualität, Wirksamkeit und Unbedenklichkeit zugrundeliegt.

Damit liegt die Innovationsrate für das Jahr 1999 mit 23,2 % (453 Fertigarzneimittel mit innovativen Wirkstoffen von insgesamt 1952 neu zugelassenen Fertigarzneimitteln) vergleichsweise hoch.

Da nach dem Gesetz eine Beurteilung der therapeutischen Relevanz (siehe Kap. 2.5) innerhalb des beantragten Indikationsgebietes nicht gefordert ist und innerhalb des Zulassungsverfahrens auch unzulässig wäre, versuchen Fricke/Klaus in ihrem Buch eine wertende Stellungnahme zu den innovativen Wirkstoffen des jeweiligen Jahres. Sie verwenden insgesamt ein vierstufiges Klassifikationsschema (A bis D), bei dem vor allem der angestrebte therapeutische Effekt die Einordnung in eine der genannten Stufen bestimmt. Die Beurteilung des Nebenwirkungspotentials spielt nur eine untergeordnete Rolle (siehe Tab. 1.1).

Tab. 1.1 Bewertungsskala für neueingeführte Arzneistoffe [nach 3]

Kategorie A	Innovative Struktur bzw. neuartiges Wirkprinzip mit therapeutischer Relevanz
Kategorie B	Verbesserung pharmakodynamischer oder pharmakokinetischer Qualitäten bereits bekannter Wirkprinzipien
Kategorie C	Analogpräparat mit keinem oder nur marginalem Unterschied zu bereits eingeführten Präparaten
Kategorie D	Eingeschränkter therapeutischer Wert bzw. nicht ausreichend gesichertes Therapieprinzip

Nach dem Bewertungsmuster von Fricke/Klaus können von den 29 für das Jahr 1999 neu eingeführten Wirkstoffen lediglich 16 als therapeutischer Fortschritt angesehen werden (siehe Tab. 1.2). Bei den restlichen 45 % werden entweder bereits bekannte Strukturen oder Wirkprinzipien nur marginal abgewandelt, so dass für die neu eingeführte Substanz keine therapeutisch relevanten Vorteile zu erwarten sind (Bewertung C), oder der therapeutische Wert des neuen Arzneistoffs kann auf der Basis der vorliegenden Datenlage noch nicht sicher beurteilt werden (Bewertung D).

Tab. 1.2 Bewertung der neu für den bundesdeutschen Arzneimittelmarkt zugelassenen Wirkstoffe im Jahre 1999 [nach 7].

Bewertung	Anzahl der Arzneistoffe 1999
Kategorie A	8
Kategorien A/B	1
Kategorien A/C	2
Kategorie B	4
Kategorien B/C	1
Kategorie C	13
Gesamt	29

Dies macht deutlich, dass von Apothekern und Ärzten eine aktive Auseinandersetzung mit dem Arzneimittel und seinen Eigenschaften gefordert ist. Nur mit individuellem Einsatz können fundierte Bewertungen von chemischen Strukturen, pharmakologischen Zusammenhängen und neuartigen Therapieformen erarbeitet werden und Hilfesuchende fachlich kompetent und patientenorientiert beraten werden.

Literaturhinweise

[1] Ditzel P: Selbstmedikationsindustrie setzt auf „Absatzkanal Apotheke". DAZ 140 (2000), 26–31
[2] Fricke U: (persönliche Mitteilung): Neue Arzneimittel des Jahres 1999. Eine kritische Wertung. Vortrag für die Apothekerkammer Nordrhein in Krefeld am 27.01.2000
[3] Fricke U, Klaus W: Neue Arzneimittel Band 11, Wissenschaftliche Verlagsgesellschaft Stuttgart 2000, 9–11
[4] NN: Rund 2300 Nachzulassungen sind erteilt. DAZ 139 (1999), 3424
[5] NN: Medikamente zu Dumpingpreisen. Der Tagesspiegel (2000) 14.06.2000, 23
[6] NN: 10. AMG-Novelle verabschiedet – Push für Nachzulassung kommt DAZ 140 (2000), 2258–2259
[7] Schwabe U: Überblick über die Arzneiverordnungen im Jahre 1999 in: Schwabe U, Paffrath D (Hrsg.) Arzneiverordnungsreport 2000, Springer Verlag Berlin, Heidelberg, New York 2000, 1–19
[8] Zehntes Gesetz zur Änderung des Arzneimittelgesetzes vom 04. Juli. 2000, Bundesgesetzblatt vom 1. Juli 2000 Nr. 31, 1002

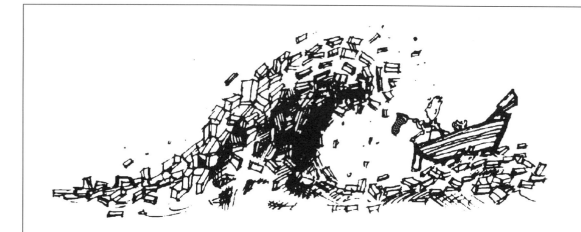

Die Suche nach wirksamen Arzneimitteln: Individueller Einsatz ist gefragt.

2. ENTWICKLUNG UND KLINISCHE PRÜFUNG EINES ARZNEIMITTELS

2.1 ÜBERSICHT

Um die Aussagekraft von Untersuchungsergebnissen richtig bewerten zu können, ist es wichtig, die Phase im Entwicklungsprozess eines Arzneimittels zu kennen, aus der die vorgelegten Ergebnisse stammen. Die Entwicklung von neuen Arzneimitteln und deren Prüfung ist in der Bundesrepublik Deutschland im Arzneimittelgesetz detailliert geregelt. Im Allgemeinen werden allein zur Auffindung geeigneter Prüfsubstanzen 2–4 Jahre angesetzt (vorklinische Phase). Sind die gesetzlichen Voraussetzungen für die Erprobung der Substanzen am Menschen erfüllt (siehe Tab. 2.1), dauert die klinische Phase in der Regel zwischen 3 und 6 Jahren [2].

Als Patentschutz für neue Wirkstoffe werden derzeit 20 Jahre eingeräumt. Im Allgemeinen wird der Patentschutz bereits in einer sehr frühen Phase der Entwicklung beantragt, sobald für eine neuartige Entwicklung eine Markt- bzw. Therapierelevanz erwartet wird. Bei Markteinführung neuartiger Substanzen ist damit häufig bereits ein beachtlicher Zeitraum des Patentschutzes aufgebraucht. Es ist jedoch zu beachten, dass die Entwicklung eines neuen Wirkprinzips oder einer neuen Substanzklasse mit therapierelevanten Verbesserungen in Pharmakokinetik bzw. Pharma-

Tab. 2.1 Rechtliche Rahmenbedingungen für die Durchführung von Arzneimittelprüfungen am Menschen

International bzw. europaweit	• Deklaration von Helsinki, die für Versuche am Menschen allgemeine Vorgaben macht. • Europäische Richtlinien des „good clinical practice", diese stellen eine Weiterentwicklung der unten angegebenen nationalen „Grundsätze zur ordnungsgemäßen Durchführung der klinischen Prüfung von Arzneimitteln" dar. Sie enthalten detaillierte Qualitätsanforderungen, die jede Stufe der klinischen Prüfung abdecken und eine lückenlose Dokumentation sowie die Verfügbarkeit jedweden Studienmaterials für unabhängige Kontrolleure vorschreiben [9]. • Europäische Richtlinie des Committee for Proprietary Medicinal Products (CPMP), der europäischen Zulassungsbehörde [4].
National	• Das Arzneimittelgesetz der Bundesrepublik Deutschland (insbesondere §40 und §41) [8]. • Arzneimittelprüfrichtlinien [1]. • Grundsätze zur ordnungsgemäßen Durchführung der klinischen Prüfung von Arzneimitteln [12].

kodynamik sowie Erweiterungen der therapeutischen Möglichkeiten ungleich mehr Entwicklungszeit benötigt als so genannte Me-Too-Wirkstoffe, die ein bereits bekanntes Wirkprinzip, einen bereits bekannten Wirkstoff nur marginal verändern.

Bislang scheitern mehr als 80 % der Neuentwicklungen bereits in der klinischen Erprobungsphase, aber auch nach abgeschlossener Prüfung muss aufgrund unerwünschter Wirkungen mit Marktrücknahmen gerechnet werden. Von den 589 neuen Wirkstoffen, die nach 1978 gemäß AMG 1976 zugelassen wurden, mussten bisher 73 Wirkstoffe zum Teil wegen schwerer Nebenwirkungen wieder aus dem Handel genommen werden. Dies entspricht einer Marktrücknahmerate von 12,4 % [6].

In Abb. 2.1 ist der Verlauf der Entwicklung und Prüfung eines neuartigen Arzneimittels graphisch dargestellt.

2.2 ENTWICKLUNG

Die Entwicklung von neuartigen chemischen Substanzen mit interessanten pharmakologischen Eigenschaften wird mittlerweile mit Hilfe von Rezeptormodellen und/oder theoretischen pharmakologischen Modellen unter Verwendung von Computerprogrammen (Computer aided drug design, CAD) optimiert.

2.3 VORKLINIK

Anhand tierexperimenteller Untersuchungen, In-vitro- und In-vivo-Untersuchungen werden die pharmakodynamischen und pharmakokinetischen sowie die toxischen Eigenschaften eines neuen Wirkstoffs untersucht. Die Prüfung der in Frage kommenden Substanzen erfolgt in der Regel in zwei Stufen. Im ersten pharmakologischen Screening wird zunächst das grobe pharmakologische Profil ermittelt. Daneben werden Daten zur akuten Toxizität der Substanz erhoben. Lassen die ersten Untersuchungsergebnisse eine positive Wirkung des Arzneistoffs erwarten, so wird in einem vertieften pharmakologischen Screening das Wirkspektrum der Substanz qualitativ und quantitativ bestimmt. Bereits zu diesem Zeitpunkt werden Versuche unternommen, das Wirkprinzip, den molekularen Angriffsort und den biochemischen Wirkmechanismus aufzuklären. Daneben wird die allgemeine und lokale Verträglichkeit der Substanz untersucht.

Verlaufen auch diese Untersuchungen nach Wunsch, werden subakute und chronische Toxizität der Prüfsubstanzen und Pharmakokinetik, Teratogenität und Mutagenität anhand anerkannter Tiermodelle bestimmt.

Im Anschluss an die vorklinischen Untersuchungen können nach Vorlage des Untersuchungsmaterials und Durchsicht durch das BfArM die ersten klinischen Prüfungen durchgeführt werden [2,11].

	Entwicklung	Vorklinik	Phase I	Phase II	Phase III	Zulassung	Phase IV
Ziel	Auffindung von neuartigen Wirk-substanzen	Pharmakodynamik Pharmakokinetik akute Toxizität chron. Toxizität Mutagenität Teratogenität	Pharmakodynamik Pharmakokinetik Toxizität Dosisfindung Galenik	Pharmakodynamik Pharmakokinetik Toxizität Dosis-Wirkungs-Beziehung Galenik	Wirksamkeit Nutzen/Risiko-Profil		Arzneimittel-sicherheit Anwendungs-optimierung
Probanden	–	Tierexperimentelle Untersuchungen In-vitro-Untersuchungen	10–30 gesunde Probanden	100–300 homo-gene Patienten	Mehrere 100–1000 heterogene Patienten		Variiert
Dauer	24–48 Monate		10–15 Monate	18–24 Monate	24–40 Monate		?
Aussagekraft	Wirk-Hypothese aufgrund theoreti-scher Modelle	Bestätigung der theoretischen Überlegungen am Tiermodell, erste Bestimmung des Risikoprofils	Bestätigung der Ergebnisse aus der Vorklinik am Menschen, Bestimmung der pharmakologi-schen Wirkungen	Aufzeigen einer potentiellen therapeutischen Wirksamkeit	Bestimmung der therapeutischen Wirksamkeit an-hand definierter Zielgrößen: • keine Bewertung des therapeuti-schen Nutzens • keine abschlie-ßende Bewertung des Nutzen/ Risiko-Profils möglich		Verbesserte Aussagen zum Nutzen/Risiko-Profil

Abb. 2.1 Entwicklung und Prüfung eines neuen Arzneimittels

2.4 KLINISCHE PRÜFUNG

2.4.1 PHASE I

In dieser Phase wird ein Arzneimittel zum ersten Mal an Menschen erprobt. Hierzu werden in der Regel 10–30 gesunde Probanden mittleren Alters benötigt. Untersuchungsgegenstand ist die allgemeine Verträglichkeit und die Auffindung einer geeigneten Dosierung und Einnahmefrequenz. Hier werden auch die ersten Ergebnisse über pharmakokinetische und pharmakodynamische Eigenschaften am Menschen dokumentiert, die allerdings erst in den späteren Phasen näher untersucht werden. Parallel zu den Untersuchungen am Menschen werden erste galenische Prüfreihen zur Entwicklung geeigneter Applikationsformen und weitergehende tierexperimentelle Untersuchungen zur chronischen Toxizität vorgenommen.

In Phase I der klinischen Prüfung werden nur grobe Abschätzungen der pharmakologischen (↪) Wirkungen einer neuen Substanz erarbeitet. Die Ergebnisse werden an gesunden Probanden ermittelt. Daher sind keinerlei Aussagen zur (↪) therapeutischen Wirksamkeit an Patienten mit einem entsprechenden Krankheitsbild möglich, bei dem die neuartige Substanz in Zukunft eingesetzt werden soll [11,13].

Als Zeitrahmen für diese Phase werden im Allgemeinen 15–20 Monate eingeräumt. Die Untersuchungen werden von klinischen Pharmakologen durchgeführt [2].

2.4.2 PHASE II

In Phase II der klinischen Prüfung werden die Wirkeigenschaften der neuen Substanz an 100–300 weitgehend homogen zusammengesetzten Patienten überprüft, die unter der Krankheit leiden, für deren Behandlung das Arzneimittel seine Anwendung beansprucht. Darüber hinaus wird die in Vorklinik und Phase I begonnene Datenerhebung zur chronischen Toxizität möglichst vervollständigt, um eine erste Abschätzung des Risiko-Nutzen-Verhältnisses zu erhalten. Die klinische Phase II wird häufig in zwei Unterphasen Phase IIA und Phase IIB geteilt, wobei in Phase IIA zunächst an einem kleineren Kollektiv (ca. 100 Patienten) der wirksame Dosierungsbereich festgelegt wird und erst in Phase IIB an einem etwas größerem Kollektiv (200–300 Patienten) nähere Untersuchungen zur Pharmakokinetik, Pharmakodynamik und Galenik vorgenommen werden [11,13].

Diese Untersuchungsergebnisse sollten vorliegen, bevor eine Prüfung der Phase III an einem großen Patientenkollektiv durchgeführt wird. Die Ergebnisse aus den Phase II-Untersuchungen sind in keinem Fall auf ein größeres Patientenkollektiv übertragbar, da lediglich (↪) die potentielle therapeutische Wirksamkeit an einem homogenen Patientenkollektiv näher untersucht werden soll. Diese ist nicht mit der therapeutischen Wirksamkeit an einem heterogenen, größeren Patientenkollektiv gleichzusetzen.

Als Zeitrahmen gelten 18–24 Monate. Untersucher sind klinische Pharmakologen und in der Arzneimittelprüfung erfahrene Ärzte [2].

2.4.3 PHASE III

Klinische Untersuchungen der Phase III werden je nach Studienthema an mehreren 100–1000 Patienten durchgeführt, die an der Krankheit leiden, für die das Arzneimittel seine Anwendung beansprucht. Hier werden an einem größeren Kollektiv (↪) die therapeutische Wirksamkeit und unerwünschte Wirkungen erforscht. Da am Ende dieser Untersuchungen eine Abschätzung der Wirksamkeit und der Nutzen-Risiko-Relation erfolgen soll, müssen Phase-III-Studien methodisch einwandfrei geplant sein. Mittlerweile wird als Goldstandard für eine klinische Studie die randomisierte kontrollierte Studie angesehen (siehe Kap. 4.2.1).

Als notwendiger Zeitraum werden in der Regel 24–40 Monate angesehen [2]. Da das Patientenkollektiv recht groß sein kann, werden diese Studien häufiger als so genannte multizentrische Studien konzipiert, d.h. verschiedene Hospitäler bzw. niedergelassene Ärzte nehmen Patienten nach den zuvor im Prüfprotokoll festgelegten Kriterien in die Untersuchung auf, führen die Therapie durch und beobachten diese bis zum Ende der Untersuchung (siehe Kap. 3).

2.5 ZULASSUNG

Nach Vorlage der vollständigen Unterlagen aus den vorangegangenen Studien kann beim BfArM oder bei der europäischen Zulassungsbehörde die Zulassung für ein Arzneimittel beantragt werden. Die Behörde entscheidet innerhalb der gesetzlichen Rahmenbedingungen über die Wirksamkeit und die Unbedenklichkeit des neuartigen Wirkstoffes.

Dabei ist zu beachten, dass die Erteilung der Zulassung durch das BfArM alleine nicht ausreichend ist, um eine abschließende Bewertung zu den Qualitäten eines Arzneimittels abzugeben. Dies hat verschiedene Gründe: Das Arzneimittelgesetz regelt nicht nur die Bedingungen, die erfüllt sein müssen, damit ein Arzneimittel zugelassen werden kann, sondern es beschreibt auch, unter welchen Umständen eine Zulassung versagt werden kann. Hierzu steht im §25 des Arzneimittelgesetzes unter anderem, dass die zuständige Bundesbehörde die Zulassung nicht deshalb versagen darf, weil therapeutische Ergebnisse nur in einer beschränkten Zahl von Fällen erzielt worden sind [7]. Allein das Aufzeigen therapeutischer Ergebnisse unter einer Arzneimittelbehandlung reicht allerdings nicht aus, die therapeutische Wirksamkeit bzw. den therapeutischen Nutzen dieses Arzneimittels abzuschätzen. Es gibt eine Reihe von Tricks, die angewendet werden können, um zwar statistisch signifikante jedoch nicht therapeutisch relevante Ergebnisse zu produzieren (siehe Kap. 9.9).

Darüber hinaus darf die zuständige Behörde die Zulassung nur dann versagen wenn „... dem Arzneimittel die vom Antragsteller angegebene therapeutische Wirksamkeit fehlt oder diese nach dem jeweils gesicherten Stand der wissenschaftlichen Erkenntnisse vom Antragsteller unzureichend begründet ist ...". Weiter heißt es im Gesetzestext, dass die therapeutische Wirksamkeit fehlt, „... wenn der Antragsteller nicht entsprechend dem jeweils gesicherten Stand der medizinischen Erkenntnisse nachweist, dass sich mit dem Arzneimittel therapeutische Ergebnisse erzielen lassen ..." [7].

Nach der derzeitigen Gesetzeslage ist damit die Beweislast des Herstellers für die therapeutische Wirksamkeit eines Arzneistoffs in die Beweislast der Zulassungsbehörde für die therapeutische Unwirksamkeit verkehrt [5]. Da die Zulassungsbehörde aber keine klinischen Prüfungen durchführen kann und sich zudem therapeutische Ergebnisse im Sinne des Gesetzes mit jedem Placebo erzielen lassen [3, 5] ergibt sich folgendes Dilemma. Wohl befinden sich die nach AMG 1976 zugelassenen Arzneimittel aufgrund eines im Rahmen des Gesetzes geführten Wirksamkeitsnachweises in einer beantragten Indikation im Handel, aber es fehlt in vielen Fällen weiterhin die Beurteilung auf:

- Klinische Relevanz der in den Studien benutzten Zielparameter.
- Klinische Relevanz der in den Studien herausgearbeiteten Unterschiede zu bereits im Handel befindlichen und erprobten Arzneimitteln (therapeutischer Fortschritt).
- Validität der klinischen Untersuchungen für das Arzneimittel in einer nicht oder noch nicht zugelassenen Indikation. Nicht selten werden Arzneimittel in einer nicht bzw. noch nicht zugelassenen Indikation angewendet. Liegen hierzu klinische Untersuchungen vor, obliegt es dem Therapeuten, deren Qualität und Aussagekraft zu beurteilen.
- Beeinflussung objektiver und im höchsten Maße patientenrelevanter Zielgrößen wie (▷) Morbidität und (▷) Mortalität und damit einhergehend eine umfassende Bewertung des Risiko-Nutzen-Profils der geprüften Substanz.

Die Überprüfung und Bewertung von Qualitätsaussagen zu Arzneimitteln bedarf demnach eines großen individuellen Einsatzes des behandelnden Arztes bzw. des beratenden Apothekers.

2.6 NACHZULASSUNGSPHASE

Nach der Zulassung werden weitere Untersuchungen in der

2.6.1 PHASE IV

zusammengefasst. Diese Untersuchungen dienen – wie im Arzneimittelgesetz gefordert – vor allem der Überwachung der Arzneimittelsicherheit auch nach der Zulassung. Um selten auftretende unerwünschte Wirkungen (< 0,1 %) zu erfassen, müssen die Probandenzahlen entsprechend hoch gewählt werden. Bei einer Nebenwirkung, die im Mittel nur bei einem von tausend Patienten auftritt, müsste beispielsweise das Untersuchungskollektiv mehr als 3000 Patienten zählen, wenn man mit 95 %iger Sicherheit mindestens einen Fall finden wollte [10]. Da dies den Kosten- und den Zeitrahmen von Phase-III-Studien sprengen würde, werden seltene schwerwiegende oder manchmal auch tödliche unerwünschte Wirkungen oft erst in der vierten Untersuchungsphase beobachtet und dokumentiert. Als Folge kann bei entsprechend schlechterer Risiko-Nutzen-Bilanz eine zuvor ausgesprochene Zulassung von der Bundesbehörde widerrufen werden. Neben den Untersuchungen der Unbedenklichkeit eines neuzugelassenen Wirkstoffs unter Praxisbedingungen nutzen die Hersteller diese Untersuchungsphase auch, um neuartige Indikationsgebiete für den neuen Wirkstoff zu finden. Hierzu werden so genannte Anwendungsbeobachtungen durchgeführt, die mit Hilfe niedergelassener Ärzte die Anwendung eines Arzneimittels nach Zulassung dokumentieren soll (siehe Kap. 4.3.4). Vielfach werden auf diesem empirischen Weg neuartige Einsatzmöglichkeiten gefunden. Da Anwendungsbeobachtungen aber nicht unter kontrollierten Bedingungen durchgeführt werden, können die Ergebnisse nicht als Wirksamkeitsnachweis akzeptiert werden. Die Ergebnisse aus Anwendungsbeobachtungen dürfen vielmehr nur zur Hypothesengenerierung und Planung neuer Phase-II- und III-Untersuchungen herangezogen werden [14].

Darüber hinaus werden in Phase IV der klinischen Prüfung weitere Effektivitätsstudien und auch Vergleichsuntersuchungen nachgeholt, die die Wirksamkeit des neuartigen Wirkstoffes im Vergleich zu anderen bereits bekannten Therapieprinzipien aufzeigen sollen [13].

Literaturhinweise

[1] Arzneimittelprüfrichtlinien von 14.12.1989 mit Änderung der Verwaltungsvorschrift vom 22.12.1994, veröffentlicht im BAnz Nr. 244 vom 29.12.1994

[2] Bieck P: Die Phasen I–III der klinischen Arzneimittelprüfung in: Dölle W, Müller-Oerlinghausen B, Schwabe U (Hrsg): Grundlagen der Arzneimitteltherapie, BI-Wissenschaftsverlag Mannheim, Wien, Zürich 1986, 45–57

[3] Bock KD, Hofmann L: Arzneimittelprüfung am Menschen, Vieweg & Sohn Verlagsgesellschaft Braunschweig 1980, 9–12

[4] CPMP Working party on efficacy of medicinal products: Biostatistical authorizations for medicinal products. Note for Guidance (1994), III/3630/92-EN

[5] Deutsch E: Gesetzliche Voraussetzungen in: Dölle W, Müller-Oerlinghausen B, Schwabe U (Hrsg): Grundlagen der Arzneimitteltherapie, BI-Wissenschaftsverlag Mannheim, Wien, Zürich 1986, 9–14

[6] Fricke U: Arzneimittelinnovationen – Neue Wirkstoffe: 1978–1999 in: Klauber J, Schröder H, Selke GW (Hrsg): Innovation im Arzneimittelmarkt, Springer Verlag Berlin, Heidelberg, New York 2000, 85–97

[7] Gesetz über den Verkehr mit Arzneimitteln (AMG) in der Fassung des Gesetzes zur Neuordnung des Arzneimittelrechts vom 24.08.1976, zuletzt geändert durch das 8. Gesetz zur Änderung des Arzneimittelgesetzes vom 11.09.1998, veröffentlicht im Bundesgesetzblatt § 25 Abs. 2

[8] Gesetz über den Verkehr mit Arzneimitteln (AMG) in der Fassung des Gesetzes zur Neuordnung des Arzneimittelrechts vom 24.08.1976, zuletzt geändert durch das 8. Gesetz zur Änderung des Arzneimittelgesetzes vom 11.09.1998, veröffentlicht im Bundesgesetzblatt § 40; § 41

[9] Good clinical practice for trials on medicinal products in the European community. Note for Guidance (1990), III/3976/88-EN

[10] Hasford J: Methoden zur Erfassung unerwünschter Arzneimittelwirkungen in Dölle W, Müller-Oerlinghausen B, Schwabe U (Hrsg): Grundlagen der Arzneimitteltherapie, BI-Wissenschaftsverlag Mannheim, Wien, Zürich 1986, 281–291

[11] Mutschler E: Arzneimittelwirkungen, 8. vollständig überarbeitete Auflage, Wissenschaftliche Verlagsgesellschaft Stuttgart, 2000

[12] Sickmüller B, Auterhoff G, Throm S: EG-Arzneimittelprüfrichtlinie verabschiedet. Pharm Ind. 54 (1992), 107–123

[13] Trampisch HJ, Windeler J: Arzneimittelprüfung in: Medizinische Statistik, 2. Auflage, Springer Verlag Berlin, Heidelberg, New York 2000, 44–51

[14] Victor N, Schäfer H, Nowak H: Arzneimittelforschung nach der Zulassung, Springer Verlag Berlin, Heidelberg, New York 1991, 42–52

3. Prüfprotokoll – das Rückgrat einer klinischen Studie

3.1 Welche Aussagen kann die klinische Forschung treffen?

Ziel der klinischen Forschung ist es, Krankheitsursachen zu erkennen, Diagnoseverfahren sowie Therapiemöglichkeiten zu entwickeln und zu verbessern, um damit Lebensqualität und Lebensdauer von Patienten zu erhöhen. Im Gegensatz zu den Naturwissenschaften, deren Untersuchungen in der Erkenntnis gesetzmäßiger Zusammenhänge enden, kann die medizinische Wissenschaft zwar valide Ergebnisse für Populationen in ihren Untersuchungen erheben, letztendlich aber nur Wahrscheinlichkeiten angeben. Die Ergebnisse aus klinischen Untersuchungen werden immer eine gewisse Unsicherheit in sich bergen, da bei der Behandlung eines individuellen Patienten nie sicher davon ausgegangen werden kann, dass sich die Studienergebnisse auch in diesem individuellen Fall bestätigen lassen. Anstelle von Gesetzmäßigkeiten treten in der medizinischen Wissenschaft demnach Wahrscheinlichkeiten bzw. Irrtumswahrscheinlichkeiten (siehe Kap. 9.7). Statt deduktiver wird empirische Wissenschaft betrieben [7].

3.2 Qualitätsstandards für klinische Studien

Aus diesen Gründen ist es notwendig, dass bei der Durchführung klinischer Studien gewisse Qualitätsstandards eingehalten werden. Das Ziel einer klinischen Untersuchung sollte sein, ein später gewonnenes Ergebnis allein auf die Intervention mit der Prüfsubstanz zurückführen zu können. Um dies zu gewährleisten, müssen die verschiedenen Phasen einer klinischen Prüfung vor bewusster oder unbewusster Manipulation geschützt werden. Dies kann durch eine systematische Planung der Untersuchung auf Grundlage der europäischen „good clinical practice" von 1990 erreicht werden [2].

Eine zentrale Rolle bei der Studienplanung spielt das so genannte Prüfprotokoll, welches zu Beginn der Untersuchungsphase allen beteiligten Ärzten vorliegt und über alle Fragen, die in der Studienpraxis auftauchen, Auskunft geben soll. Je sorgfältiger und vollständiger das Protokoll den Verlauf einer Studie beschreibt, desto besser können zu jedem späteren Zeitpunkt Rückschlüsse auf die Qualität der erhobenen Daten gezogen werden. Das Protokoll sollte zu Beginn der Untersuchungen von allen Beteiligten gelesen und anerkannt werden. Ein vollständiges und auf einem Konsens beruhendes Prüfprotokoll erhält im Falle einer multizentrischen Studienplanung, bei der nur die strikte Einhaltung der methodischen Vorgaben valide Ergebnisse erwarten lässt, besondere Bedeutung. Da dem Prüfprotokoll eine wesentliche Rolle auch bei der Zusammenschrift der Studienergebnisse und der Veröffentlichung in Fachzeitschriften zukommt, soll im Folgenden der Inhalt eines vollständigen Prüfprotokolls dargestellt werden.

Das Prüfprotokoll soll u. a. nach den Vorschlägen der Deutschen Gesellschaft für Medizinische Dokumentation, Informatik und Statistik folgende Informationen enthalten [4].

1. Charakterisierung der zu prüfenden Substanzen

Hierzu zählt auch die Beschreibung von Placebozubereitungen, die möglicherweise zum Einsatz kommen. Dies ist insbesondere bei der Beurteilung von Studienergebnissen aus doppelblinden Untersuchungen von Bedeutung, da durch eine mangelhafte Galenik der Placebozubereitung die Verblindung durch die Patienten oder durch den behandelnden Arzt aufgehoben werden kann (⇨ Placebo, Verblindung).

2. Begründung und Zielsetzung der Prüfung

Hier muss die zu untersuchende Fragestellung so konkret wie möglich formuliert sein. Das Fehlen einer klaren Zielsetzung macht die Durchführung und die Interpretation einer klinischen Studie unmöglich (siehe Kap. 6).

3. Beschreibung des Prüfdesigns und gegebenenfalls Definition der Beobachtungseinheit

Oft wird im Rahmen einer klinischen Studie der Stichprobenumfang künstlich vergrößert. Die valide Erhebung von Messdaten für eine klinische Untersuchung basiert auf der unabhängigen Messung jedes einzelnen Messwertes. Dies bedeutet, dass pro Patient bei einer Messung nur ein Messwert erhoben wird. Der individuelle Patient stellt damit eine einzelne Beobachtungseinheit dar. Da mehrere Messungen an einem Patienten ähnlichere Ergebnisse liefern, als dieselbe Anzahl von Messungen, die an verschiedenen Patienten durchgeführt werden, werden interindividuelle Unterschiede zwischen den Patienten, wie sie in klinischen Prüfungen quantifiziert werden sollen, bei Nichteinhaltung der Beobachtungseinheit „individueller Patient" nicht ausreichend berücksichtigt. Zufällig gefundene Unterschiede zwischen den Behandlungsgruppen einer klinischen Untersuchung können somit durch die künstliche Erhöhung des Stichprobenumfangs und das Nichtbeachten unabhängiger Beobachtungseinheiten signifikant gerechnet werden, obwohl in Wahrheit kein Unterschied im Zielkriterium besteht. (siehe Kap. 9.7 und Kap. 9.9)

4. Definition der Zielpopulation durch Ein- und Ausschlusskriterien

Mit diesen Angaben wird das zukünftige Patientenkollektiv näher charakterisiert. Einschlusskriterien beinhalten Angaben über Alter, Geschlecht, allgemeiner Gesundheitszustand und Schwere der untersuchten Erkrankung. Darüber hinaus müssen Aussagen zu bestehenden und in der Vergangenheit durchgeführten Therapien gemacht werden. Als Ausschlusskriterium werden bestimmte Begleiterkrankungen, Schwangerschaft, fortgeschrittenes Stadium der zu untersuchenden Erkrankung etc. gewählt. Die einmal gewählten Kriterien sind für den gesamten Studienzeitraum bindend und dürfen nicht verändert werden. Der spätere Betrachter der Studienergebnisse kann mit Hilfe dieser Informationen entscheiden, ob der von ihm behandelte Patient überhaupt mit dem Studienkollektiv vergleichbar ist und falls nicht, in welchem Maße er sich von diesem unterscheidet. Diese Angaben zum Studienkollektiv beeinflussen in erheblichem Maße die spätere Therapieentscheidung für Patienten, die nicht an der Studie teilgenommen haben. Sie ermöglichen die Frage nach der Übertragbarkeit und die Berechnung der Number needed to treat (NNT, siehe Kap. 9.5).

5. Methodik der Patientenauswahl

Angaben über die Rekrutierung der Patienten für das Studienkollektiv wie beispielsweise ambulante Patienten oder stationäre Patienten, fachärztliche Patienten oder allgemeinärztliche Patienten, akute oder chronische Patienten etc. lassen eine Aussage über die Repräsentativität des Studienkollektivs und der Studienergebnisse zu (siehe Kap. 4.1).

6. Begründete Angabe über die Zahl der Patienten bzw. Probanden, unter Berücksichtigung der Ausfallrate

Vor Beginn der klinischen Prüfung wird durch statistische Berechnungen mittels spezieller Tabellen und statistischer Programme die notwendige Größe des gesamten Patientenkollektivs und die jeweilige Größe der Behandlungsgruppen geschätzt. Ziel ist es, mit einer ausreichenden Stichprobengröße das zuvor festgelegte Endergebnis mit ausreichender Wahrscheinlichkeit zu bestätigen (↪ Fallzahl). In diese Berechnung fließen verschiedene medizinisch-wissenschaftliche wie auch biometrische Aspekte mit ein (↪ Prävalenz, Inzidenz). Hierzu zählt vor allem der medizinisch relevante Unterschied in der Zielgröße, welcher als Differenz zwischen den Behandlungsgruppen statistisch signifikant aufgezeigt werden soll (siehe Kap. 9.7). In diesem Zusammenhang muss die in der Praxis auftretende Variabilität der Zielgröße anhand bekannter Literaturdaten geschätzt werden. Da im Laufe einer klinischen Studie immer wieder Patienten ausscheiden, muss auch diese zeit- und krankheitsverlaufsabhängige Entwicklung zu Anfang berücksichtigt werden (↪ Drop-out).

7. Bei multizentrischen Prüfungen: Anzahl der Zentren

Es ist nicht ohne weiteres gestattet, während der Durchführung der Untersuchung neue Zentren dazu zu gewinnen, sei es um das Patientenkollektiv zu erhöhen, sei es um die Studiendauer insgesamt zu verkürzen. Beispielsweise können bei einer nachträglichen Aufnahme von Zentren Schwierigkeiten bei der Umsetzung der festgelegten Studienmethodik auftreten, da diese Zentren bei der Erstellung des Prüfprotokolls keinen Einfluss hatten. Bei Auswertung der klinischen Untersuchung sollten die Ergebnisse der einzelnen Zentren getrennt ausgewiesen werden, oder zumindest dargestellt sein, warum dies nicht erforderlich ist.

8. Behandlung (Dauer, Dosis, Applikation) in den einzelnen Gruppen

Für alle Behandlungsgruppen muss das Behandlungsprozedere bereits zu Beginn festgelegt sein. Insbesondere bei klinischen Vergleichsuntersuchungen gegen Placebo ist die Gleichbehandlung für beide Behandlungsgruppen zu fordern (⇨ Placebo).

9. Zulässige und unzulässige Begleittherapien

Die zulässigen und unzulässigen Begleittherapien sind zu dokumentieren, da sie für die Bewertung der in einer Untersuchung erhobenen Ergebnisse von Bedeutung sein können. Beispielsweise ist es in einer Untersuchung zur Wirksamkeit von Crataegus-Extrakt bei Herzinsuffizienz von enormer Bedeutung, wem zusätzlich zur Studienbehandlung mit Crataegus–Extrakt auch noch ACE-Hemmer verabreicht wurden und in welchem Maße dies geschah.

10. Handhabung des Randomisierungsverfahrens, einschließlich Beschreibung der Decodierung bei Doppelblindstudien

Bis auf sehr seltene Ausnahmefälle sind Arzneimittelprüfungen prinzipiell mit einer zufälligen Verteilung der Patienten auf die Behandlungsgruppen vorzunehmen (siehe Kap. 4.1). Wird auf eine (⇨) Randomisierung verzichtet, ist eine plausible Erklärung abzugeben, warum eine Randomisierung nicht durchgeführt werden konnte. Bei randomisierten Untersuchungen – und nur bei diesen – ist von einer Strukturgleichheit der beiden Behandlungsgruppen vor Beginn der Untersuchung auszugehen. Und nur bei zu Beginn vorliegender Strukturgleichheit sind Unterschiede zwischen den Behandlungsgruppen zum Studienende mit Sicherheit nicht durch ein Ungleichgewicht in den Gruppen bedingt, sondern können vielmehr der jeweiligen Behandlung zugeschrieben werden.

11. Ziel- und Begleitvariable

Eine Vielzahl von Zielvariablen kann bereits ein Indiz für eine unkonkret formulierte klinische Fragestellung sein. Außerdem erschwert die Untersuchung verschiedener Begleitvariablen die Planung und Durchführung einer klinischen Studie. Daher wird empfohlen, sich auf wenige Zielvariablen zu beschränken.

12. Angaben über die verwendeten Messverfahren und deren Standardisierung

Zur Durchführung einer methodisch einwandfreien Messung müssen sich alle an der Untersuchung Beteiligten über das anzuwendende Messverfahren einig sein und es in identischer Weise anwenden. Bei multizentrischen Studien ist es darüber hinaus von enormer Bedeutung, dass die entscheidenden Messverfahren standardisiert sind. Andernfalls können allein aufgrund eines veränderten Messverfahrens in einer der beteiligten Kliniken systematische Verzerrungen der Ergebnisse auftreten (⇨ Bias).

13. Anweisungen zur Ermittlung und Dokumentation unerwünschter Begleiterscheinungen

Die während der Untersuchung auftretenden Nebenwirkungen sollten in einer standardisierten Form bei allen Patienten nachgefragt werden. Nur so kann gewährleistet werden, dass allein aufgrund unterschiedlicher Fragetechniken bestimmte Begleiterscheinungen als Nebenwirkungen einer Verum-Behandlung eingestuft werden. So antworteten Patienten häufiger mit „ja" auf die Frage, ob eine ACE-Hemmer-Behandlung mit Husten als unerwünschte Wirkung einherging, wenn Sie direkt auf diese Nebenwirkung angesprochen wurden. Waren unerwünschte Begleiterscheinungen einer ACE-Hemmer-Behandlung dagegen frei vom Patienten zu formulieren, so wurde in keinem Fall Husten als unerwünschte Wirkung angegeben [3].

14. Ausführliche Beschreibung des Prüfungsablaufes einschließlich des Zeitplans für die Untersuchungstermine

Diese Angaben spezifizieren das methodische Vorgehen während der gesamten Studiendauer und sind daher für die teilnehmenden Ärzte bindende Handlungsanweisungen.

15. Angaben zur Überprüfung der Compliance

Untersuchungen zur Compliance während einer klinischen Studie lassen zwar selten sichere Aussagen über die Genauigkeit der Anwendung zu, sind aber dennoch wichtige Hinweise bei der Beurteilung der klinischen Ergebnisse.

16. Projektierte Gesamtdauer der Prüfung

Die Dauer einer klinischen Studie wird unter Beachtung medizinisch-pharmakologischer und biometrischer Gesichtspunkte festgelegt. Ziel ist es, ein gewünschtes Ergebnis mit entsprechender statistischer Aussagekraft nachzuweisen. Der projektierte Endpunkt der Studie wird so festgelegt, dass das Erreichen des gewünschten Signifikanzniveaus unter den vorher festgelegten Prämissen zu erwarten ist (siehe auch 17. und Kap. 9.9).

17. Auswertungsverfahren, sowie Zeitpunkt und Umfang von Zwischenauswertungen

Das Auswertungsverfahren, die zu verwendenden Tests und die Untersuchungsendpunkte müssen vor Beginn der Prüfung festgelegt sein. Darüber hinaus müssen alle Zwischenauswertungen mit genauer Beschreibung ihres Umfangs im Prüfprotokoll festgelegt sein. Vor Planung einer klinischen Prüfung wird das Endziel (therapeutisch relevanter Zielparameter) und das Signifikanzniveau, mit dem dieses erreicht werden soll, festgelegt. Zusammen mit verschiedenen epidemiologischen Maßzahlen (↳ Inzidenz, Prävalenz) ergibt sich daraus ein abschätzbarer Zeitraum, nachdem das erstrebte Signifikanzniveau erreicht ist. Der Zeitpunkt für festgelegte Zwischenauswertungen innerhalb einer Prüfung ist ebenfalls statistisch motiviert. Bei derartigen Zwischenauswertungen ist zu beachten, dass sowohl das zu erreichende Signifikanzniveau als auch die klinisch relevante Veränderung der zuvor festgelegten Zielgröße dargestellt sein muss. In jedem anderen Fall kann das Ergebnis nicht als Wirksamkeitsnachweis akzeptiert werden. Da bei klinischen Prüfungen die kumulierten Messergebnisse zu verschiedenen Zeitpunkten um das „wahre" Ergebnis mit relativ hohen Abweichungen nach oben und unten oszillieren, kann sich bei willkürlich durchgeführten Zwischenauswertungen ein zufälliger Ausreißer nach oben oder nach unten ergeben. Werden parallel zur laufenden Untersuchung die Messwerte bereits kumulativ zu einem „fiktiven" Endergebnis aufgetragen, darf keinesfalls eine positive Ergebnisberechnung als Wirksamkeitsnachweis akzeptiert werden. Der Wirksamkeitsnachweis ist erst erbracht, wenn die zuvor festgelegten statistischen Gegebenheiten erfüllt sind, und alle Tests in korrekter Weise durchgeführt worden sind.

Ergebnisse aus Zwischenauswertungen, die zuvor im Prüfprotokoll nicht erwähnt waren, können daher nicht als Wirksamkeitsnachweis anerkannt werden (siehe Kap. 9.9).

18. Abbruchkriterien sowohl für den Einzelfall als auch für die gesamte Prüfung

Diese Parameter sollten möglichst zu Beginn der klinischen Prüfung festgelegt sein, um eine voreilige Beendigung der Untersuchungen und damit einhergehende unsichere Ergebnisse zu vermeiden. Erst wenn die vorliegenden Ergebnisse ausreichende Erkenntnisse hinsichtlich des Untersuchungsgegenstandes liefern bzw. die Ergebnisse einen Fortgang der Untersuchungen nicht mehr rechtfertigen, ist eine Diskussion über den Abbruch der Studie gerechtfertigt.

19. Quellenangaben für verwendete Informationen, insbesondere für benutzte oder zu benutzende historische oder bibliographische Daten

Da diese Daten insbesondere die Planung der Studie und hier vor allem die Festlegung der Stichprobengröße beeinflussen, ist die Offenlegung der Quellen für die Beurteilung von Studienergebnissen von großer Wichtigkeit (siehe auch 16,17). Diese Vorschläge wurden 1987 in die erste Version der Arzneimittelprüfrichlinien übernommen und finden sich auch in den weitaus ausführlicheren europäischen Leitlinien zur Guten klinischen Praxis (ICH-GCP-Guideline for Good Clinical practice), welche seit dem 17. Januar 1997 für die gesamte EU wirksam geworden sind [6].

Das vollständig erarbeitete Prüfprotokoll ist Voraussetzung für einen optimalen Informationstransfer sowohl für alle Beteiligten einer klinischen Studie wie Prüfärzte, Statistiker, Studienbegleiter, Berater etc. als auch für alle, die später die Ergebnisse der Untersuchungen verstehen und bewerten möchten. Jede Abweichung von den oben genannten Empfehlungen sollte detailliert begründet werden, ebenso sollten Sinn und Zweck der einzelnen Festlegungen im Protokoll plausibel dargelegt werden. Auf der Basis eines validen Prüfprotokolls lässt sich eine Studie methodisch einwandfrei durchführen und valide Studienergebnisse erarbeiten. Es wäre

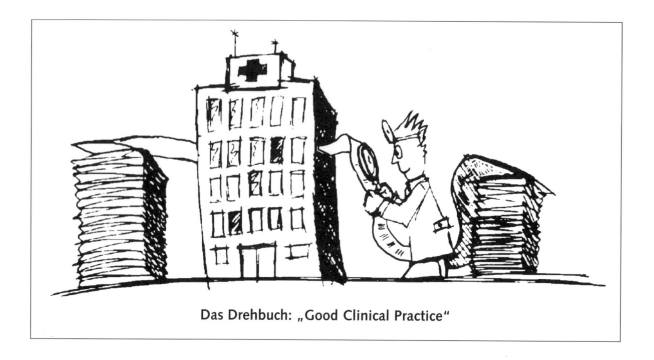

Das Drehbuch: „Good Clinical Practice"

wünschenswert, dass diese Fülle an wertvollen Informationen bei der Darstellung der Ergebnisse in Form von Studienberichten an die Leser weitergegeben wird, da nur mit diesen Informationen eine Bewertung der Ergebnisse für die therapeutische Praxis möglich ist. Da ein vollständiger Informationstransfer in der Vergangenheit häufig vernachlässigt wurde, haben sich weltweit die Editoren der bekanntesten Fachzeitschriften auf Initiative namhafter Wissenschaftler zu einem gemeinsamen Statement bekannt, welches in vielen Punkten die Offenlegung der Daten aus dem Prüfprotokoll fordert und damit für die Zukunft eine Verbesserung der Berichterstattung klinischer Studien erreichen möchte [1]. Derzeit ist ein ähnliches Statement für die Qualitätsverbesserung von Metaanalysen in Arbeit. Das so genannte QUORUM Statement soll die Möglichkeiten systematischer Verzerrungen bei der Erstellung von Metaanalysen reduzieren und den Leser in die Lage versetzen, die methodische Qualität der Analyse selbst bewerten zu können [5]. Es bleibt zu hoffen, dass damit das Informationsdefizit auf Seiten der Leser klinischer Studien in Zukunft geringer wird.

Das Prüfprotokoll

1. Charakterisierung der zu prüfenden Substanzen.
2. Begründung und Zielsetzung der Prüfung.
3. Beschreibung des Prüfdesigns und gegebenenfalls Definition der Beobachtungseinheit.
4. Definition der Zielpopulation durch Ein- und Ausschlusskriterien.
5. Methodik der Patientenauswahl.
6. Begründete Angabe über die Zahl der Patienten bzw. Probanden, unter Berücksichtigung der Ausfallrate.
7. Bei multizentrischen Prüfungen: Anzahl der Zentren.
8. Behandlung (Dauer, Dosis, Applikation) in den einzelnen Gruppen.
9. Zulässige und unzulässige Begleittherapien.
10. Handhabung des Randomisierungsverfahrens, einschließlich Beschreibung der Decodierung bei Doppelblindstudien.
11. Ziel – und Begleitvariable.
12. Angaben über die verwendeten Messverfahren und deren Standardisierung.
13. Anweisungen zur Ermittlung und Dokumentation unerwünschter Begleiterscheinungen.
14. Ausführliche Beschreibung des Prüfungsablaufes einschließlich des Zeitplans für die Untersuchungstermine.
15. Angaben zur Überprüfung der Compliance.
16. Projektierte Gesamtdauer der Prüfung.
17. Auswertungsverfahren, sowie Zeitpunkt und Umfang von Zwischenauswertungen.
18. Abbruchkriterien sowohl für den Einzelfall als auch für die gesamte Prüfung.
19. Quellenangaben für verwendete Informationen, insbesondere für benutzte oder zu benutzende historische oder bibliographische Daten.

Literaturhinweise

[1] Begg C, Cho M, Eastwood S, Horton R, Moher D, Olki I, Pitkin R, Rennie D, Schulz F, Simel D, Stroup D: Improving the quality of reporting of randomized controlled trials. The Consort Statement, JAMA 276 (1996), 637–649
[2] Good clinical practice for trials on medicinal products in the European community. Note for Guidance (1990), III/3976/88-EN
[3] Goto N, Shirahase M, Hatta H, Masada M, Lee JD, Tsubokawa A, Shimuzu H, Ueda T, Nakamura T, Kitazawa S: Influence of type of questionnaire on the prevalence of coughing in patients taking angiotensin converting enzyme inhibitors (ACEI), Jap J Clin Pharmacol Therap 27 (1996), 725–730
[4] Jesdinsky HJ: Arzneimittelprüfrichtlinien in: Klinische Prüfung. Schriftenreihe der Deutschen Gesellschaft für Medizinische Dokumentation, Informatik und Statistik. Heft 6, Schattauer Verlag Stuttgart, 1983
[5] Moher D, Cook DJ, Eastwood S, Olkin I, Rennie D, Stroup DF: Improving the quality of reports of meta-analyses of randomised controlled trials: the QUORUM statement. Quality of Reporting of Meta-analyses, Lancet 354 (1999), 1896–1900
[6] Note for guidance on good clinical practice (CPMP/ICH/135/95) in: Sickmüller B: Klinische Arzneimittelprüfungen in der EU – Grundsätze für Standards der Guten klinischen Praxis (GCP) bei der Durchführung von Studien mit Arzneimitteln am Menschen in der EU- CPMP/ICH-GCP-Leitlinie, 4. Auflage, Editio Cantor Verlag Aulendorf 1998.
[7] Trampisch HJ, Windeler J: Planung medizinischer Forschung in: Medizinische Statistik 2. Auflage, Springer Verlag Berlin, Heidelberg, New York 2000, 19–43

4. STUDIENARTEN

Um die Qualität einer Studie und die Plausibilität der Schlussfolgerungen, die aus den Studienergebnissen gezogen werden, zu bewerten, muss das Design einer Untersuchung erkannt und dessen Aussagekraft eingeschätzt werden können. Im Folgenden erhalten Sie daher einen Überblick über die Merkmale der verschiedenen Studienarten, deren Einsatzgebiete und Aussagekraft.

4.1 MERKMALE

Wissenschaftliche Studien können in verschiedene Kategorien eingeteilt werden. Man unterscheidet **experimentelle Studien** und **Beobachtungsstudien**. Bei experimentellen Untersuchungen werden Patienten nach sorgfältiger Anamnese entsprechend einer klinischen Fragestellung einer therapeutischen Intervention unterzogen, deren Verlauf detailliert dokumentiert wird. Als experimentelle Fragestellung kann die Wirksamkeit einer Behandlung anhand eines vorher definierten Zielparameters überprüft werden. Des Weiteren kann die Vergleichbarkeit zweier unterschiedlicher therapeutischer Maßnahmen untersucht werden, wie etwa der Vergleich einer chirurgischen Standardtherapie und einer innovativen Arzneimitteltherapie oder der Vergleich einer neuartigen Arzneimittelkombination gegenüber der Standardmonotherapie (siehe Abb. 4.1).

---

1. Reduziert der Einsatz von Ramipril bei Hochrisikopatienten zusätzlich zur normalen Medikation die Rate an kardiovaskulären Ereignissen?

2. Verbessert der Einsatz eines ACE-Hemmers im Vergleich zu einem Nitrat bei digitalisierten Patienten die Prognose einer Herzinsuffizienz?

3. Ist die Schmerztherapie mit einer kombinierten Anwendung von Codein und einem nichtsteroidalen Antirheumatikum (NSAR) einer Standardmonotherapie mit NSAR überlegen?

4. Erhöht eine Bypass-Operation bei Patienten mit stabiler Angina pectoris im Vergleich zur konservativen Therapie die Überlebenszeit?

Abb. 4.1 Beispiele für experimentelle klinische Fragestellungen

In Beobachtungsstudien dagegen werden die Patienten, die ein bestimmtes Merkmal, z. B. eine Krankheit oder einen Risikofaktor wie etwa Rauchen oder Übergewicht aufweisen, ohne kontrollierte Intervention beobachtet und eventuell auftretende Veränderungen werden dokumentiert (siehe Abb. 4.2). Während ein Großteil der in der epidemiologischen Forschung durchgeführten Untersuchungen in dieser Hinsicht beschreibende Beobachtungsstudien sind, sind die meisten klinischen Untersuchungen experimentell angelegt, d. h. parallel zu einer gezielten Veränderung der Untersuchungsbedingungen werden sämtliche Beobachtungen festgehalten. Anschließend sind Rückschlüsse auf den kausalen Zusammenhang zwischen der Veränderung bzw. Intervention und der dokumentierten Beobachtung möglich.

> 1. Erhöht eine hormonelle Substitution mit Östrogenen bzw. mit einer kombinierten Östrogen-Gestagen-Therapie bei Frauen im Klimakterium das Mammakarzinom-Risiko?
> 2. Reduziert ein gemäßigter Alkoholkonsum das Risiko an kardiovaskulären Ereignissen?
> 3. Erhöht die Wohnortnähe zu einem Atomkraftwerk die Leukämierate von Kindern?
> 4. Wie verläuft die geistige und körperliche Entwicklung von Frühgeborenen?

Abb. 4.2 Beispiele für Fragestellungen von Beobachtungsstudien

Prospektive und retrospektive Untersuchungen

Beobachtungsstudien können sowohl retrospektiv als auch prospektiv angelegt sein, während experimentelle Untersuchungen stets prospektiv durchgeführt werden. Bei der retrospektiven Datenanalyse wird eine Fragestellung mit Hilfe von Daten untersucht, die zu Beginn der Untersuchung bereits vorhanden sind. Die klinische Fragestellung beispielsweise, ob die zelluläre Pertussis-Impfung zu einer erhöhten Mortalität der Impflinge im Vergleich zu den Nicht-Impflingen führt, wurde retrospektiv beantwortet. Hierzu wurden rückwirkend die Daten von Kindern auf Impfung und Todesfälle hin untersucht. Prospektive Studien unterscheiden sich hiervon durch eine kontinuierliche Erhebung der erforderlichen Daten im Laufe der Untersuchung. Dieses Vorgehen ermöglicht im Gegensatz zur retrospektiven Datenanalyse eine unmittelbare und umfassende Datenerhebung parallel zum Studiengeschehen, welche Vollständigkeit, Qualität und Reproduzierbarkeit der Daten garantiert. Will man eine valide Aussage zur Kausalität der Beobachtungen treffen, müssen klinische Untersuchungen möglichst standardisiert und prospektiv durchgeführt werden. Hiervon ausgenommen sind lediglich solche Fragestellungen, die einen retrospektiven Ansatz erfordern, wie die Frage nach seltenen unerwünschten Wirkungen unter einer Arzneimitteltherapie bzw. Fragestellungen, welche eine zu lange Studiendauer erfordern würden (siehe Kap. 4.3.2).

Longitudinal- und Transversalstudien

Experimentelle Untersuchungen werden darüber hinaus immer als Längsschnitt- oder Longitudinalstudien durchgeführt. In Längsschnitt- oder Longitudinalstudien werden Patienten über einen längeren Zeitraum beobachtet, wobei für jeden Patienten in vorher definierten Zeiträumen mehrere Messpunkte erhoben werden. Querschnitt- bzw. Transversalstudien dagegen beschreiben einen Ist-Zustand bei einer bestimmten Patientengruppe durch eine einmalige Messung bzw. Datenerhebung. Aussagen zu Veränderungen in der Zeit können also nur mit Hilfe von Ergebnissen aus Longitudinalstudien gemacht werden, nicht dagegen mit Ergebnissen aus Transversalstudien.

Merkmale

Struktur- und Beobachtungsgleichheit der Behandlungsgruppen

Im Allgemeinen reicht die bloße Darstellung der Wirksamkeit einer therapeutischen Maßnahme an einem definierten Kollektiv allein nicht aus, um deren Bedeutung für die klinische Praxis einschätzen zu können. Vielmehr muss die Wirksamkeit der (innovativen) therapeutischen Intervention im direkten Vergleich zu einer Standardbehandlung bzw. zu einer Placebobehandlung gezeigt werden. Um den klinischen Nutzen einer Intervention beurteilen zu können, müssen aber bei der Durchführung solcher Vergleichsstudien zahlreiche Kriterien beachtet werden. Besonders valide Ergebnisse (⇨ Validität) sind bei einer klinischen Untersuchung zu erwarten, wenn innerhalb und zwischen den Behandlungsgruppen identische Versuchsbedingungen über den gesamten Untersuchungszeitraum gegeben sind (Beobachtungsgleichheit und Strukturgleichheit). Strukturgleichheit beschreibt die ausgewogene Verteilung aller möglichen Merkmale auf die jeweiligen Behandlungsgruppen. Diese ist nur mit der Randomisierung des Studienkollektivs zu erreichen, d. h. der zufälligen Verteilung der Patienten auf die Behandlungsgruppen (⇨ Randomisierung). Beobachtungsgleichheit herrscht, wenn während des gesamten Studienverlaufes die Erhebung der Studiendaten unter vergleichbaren Bedingungen und mit denselben Methoden vorgenommen wird. Dies ist vor allem bei einem prospektiven Studienansatz gewährleistet, und wenn sowohl der behandelnde Arzt als auch die Patienten unabhängig von der Gruppenzugehörigkeit mit der gleichen Haltung am Studienverlauf teilhaben. Die durch eine bestimmte Gruppenzugehörigkeit veränderte Erwartungshaltung auf Seiten der Behandler bzw. der Patienten kann am effektivsten durch ein doppelblindes Studiendesign verhindert werden (⇨ Verblindung). Wenn irgend möglich sollte daher ein doppelblindes Studiendesign gewählt werden, da nur mit diesem Vorgehen zahlreiche Fehlerquellen (⇨ Bias) bei der Erhebung von Studiendaten vermieden werden können. Wird auf die Verblindung der an der Studie Beteiligten verzichtet, so sollte dies in jedem Fall plausibel begründet werden. Kann die zu untersuchende therapeutische Intervention leicht imitiert werden – wie es auch bei den meisten klinischen Untersuchungen zur Arzneimitteltherapie der Fall sein wird –, wird für die Kontrollgruppe eine Behandlung gefordert, die sich von der Behandlung der Verumgruppe möglichst nicht unterscheiden lässt. Dabei hat die galenische Zubereitung des Placebo- bzw. Standardtherapeutikums hohe Anforderungen zu erfüllen (⇨ Placebo).

Übertragbarkeit von Studienergebnissen in die Praxis

Um eine Verallgemeinerung der Studienergebnisse auf ein größeres Kollektiv, z. B. auf alle Frauen oder auf die Bevölkerung der Bundesrepublik, vornehmen zu können, muss die Auswahl der Studienteilnehmer repräsentativ für das Kollektiv erfolgen, auf welches man später die Studienaussage anwenden möchte. Repräsentativität wird allein durch eine wirklich zufällige Auswahl des Untersuchungskollektivs erreicht. Werden vorab bestimmte Einschränkungen festgelegt, müssen diese sorgfältig dokumentiert sein, da die späteren Ergebnisse auch nur auf diesen Personenkreis verallgemeinert werden dürfen. Beispielsweise existieren bis heute keine Untersuchungen, die den Benefit einer blutdrucksenkenden Therapie bei Frauen unter 60 Jahren hinreichend belegen könnten. Die in den 60iger Jahren durchgeführten Langzeituntersuchungen wurden ausschließlich an Männern vorgenommen.

4.2 EXPERIMENTELLE STUDIENANSÄTZE

4.2.1 RANDOMISIERTE KLINISCHE STUDIE

> **The Diabetes Control and Complication Trial Research Group: The effect of intensive diabetes therapy on the development and progression of neuropathy.**
> Ann Intern Med 122 (1995): 561–568.
>
> **Fragestellung:** Verhindert oder reduziert die intensivierte Insulin-Behandlung, unter der möglichst physiologische glykämische Werte erhalten werden sollen, im Vergleich zur konventionellen Therapie bei Patienten mit Insulin-abhängigem Diabetes im Diabetes Control and Complications Trial (DCCT) die Progression der Neuropathie?
>
> **Studiendesign:** Multicenter-Studie, randomisierte, kontrollierte klinische Studie.
>
> **Klinikset:** 29 US-amerikanische und kanadische Kliniken.
>
> **Teilnehmer:** 1441 Patienten im Alter zwischen 13 und 19 Jahren, von denen 726 seit 1–5 Jahren an Insulin-abhängigem Diabetes mellitus litten und die am Start noch keine Retinopathie entwickelt hatten (Primäre Präventionskohorte); 715 litten seit 1–15 Jahren an Insulin-abhängigem Diabetes mellitus und hatten beim Start eine minimale bis moderate nonproliferative Retinopathie (Sekundäre Interventionskohorte).
>
> **Intervention:** Intensivierte Therapie mit drei oder mehr täglichen Insulininjektionen oder kontinuierliche subkutane Insulininjektion begleitet von 4 oder mehr Glukosetests täglich im Vergleich zu einer konventionellen Therapie mit einer oder zwei Insulininjektionen.
>
> **Ergebnisse:** Intensivierte Therapie reduziert in den kombinierten Kohorten (Gesamtkollektiv) nach 5 Jahren Nachbeobachtungszeit die Entwicklung klinisch nachgewiesener Neuropathie (bestimmt durch Anamnese oder körperliche Untersuchung in Übereinstimmung mit einer durch abnormale Nervenleitung oder durch einen Test des autonomen Nervensystems klinisch nachgewiesenen Neuropathie) um 64 % (95 % CI: 45 % bis 76 %) (5 % bei der intensivierten Therapie versus 13 % in der konventionellen Behandlungsgruppe). Die Prävalenz abnormaler Nervenleitung und abnormaler Funktion des autonomen Nervensystems waren um 44 % (95 % CI: 34 % bis 53 %) bzw. 53 % (95 % CI: 24 % bis 70 %) reduziert. 26 % der Patienten unter intensivierter Therapie entwickelten abnormale Nervenleitung im Vergleich zu 46 % der konventionellen Behandlungsgruppe; 4 % der Patienten unter intensivierter Therapie entwickelten eine abnormale Funktion des autonomen Nervensystems im Vergleich zu 9 % der konventionellen Behandlungsgruppe. Schließlich blieb die Nervenleitgeschwindigkeit unter intensivierter Therapie generell stabil während sie in der konventionellen Behandlungsgruppe signifikant abnahm.
>
> **Schlussfolgerung:** Bei Patienten mit Insulin-abhängigem Diabetes verzögert oder schützt eine intensivierte Insulintherapie deutlich vor der Entwicklung einer klinisch manifesten diabetischen Polyneuropathie.

Abb. 4.3 Typische Zusammenfassung einer randomisierten, kontrollierten klinischen Untersuchung

Experimentelle Studienansätze

Die randomisierte klinische Studie (randomised clinical trial; RCT) ist eine Untersuchung mit experimentellem Charakter. Sie wird gemäß eines vorab verfassten Prüfprotokolls durchgeführt und versucht, den kausalen Zusammenhang zwischen einer Intervention und einem erwünschten bzw. nicht erwünschten Zielereignis darzustellen (siehe Abb. 4.4, Abb. 4.7).

Die lege artis geplante und durchgeführte randomisierte Untersuchung vereinigt in sich alle oben dargestellten Kriterien, die eine Studie aufweisen muss, um Rückschlüsse auf die Kausalität von Beobachtungen ziehen zu können. Die klinische Fragestellung wird kontrolliert untersucht, das heißt die Auswirkungen einer Intervention werden in einer Behandlungsgruppe im direkten Vergleich zu einer Kontrollgruppe geprüft. Die Kontrollgruppe wird dabei entweder mit einem Placebo (um den Gesamteffekt einer Intervention darzustellen) oder einem Standardtherapeutikum (um die Vergleichbarkeit oder einen zusätzlichen Nutzen gegenüber den etablierten Maßnahmen aufzuzeigen) behandelt (⇨ Placebo). Das Studienkollektiv wird mittels (⇨) Randomisierung zufällig den Behandlungsgruppen zugeteilt. Die Datenerhebung erfolgt prospektiv und kann lückenlos und standardisiert dokumentiert werden.

Um eine Gleichbehandlung der Patienten auch nach der Zuteilung zu den einzelnen Gruppen zu gewährleisten, wird eine Verblindung, und dann möglichst eine vollständige Verblindung aller Personen, die an der Studiendurchführung direkt beteiligt sind, vorgenommen (⇨ Verblindung). Randomisierung, Verblindung und Kontrollbehandlung lassen bei dieser Studienart eine maximale (siehe Kap. 4.1) Beobachtungs- und Strukturgleichheit zwischen den Behandlungsgruppen erwarten. Das vorab erstellte Prüfprotokoll (siehe Kap. 3) sollte eine methodisch einwandfreie Durchführung und reproduzierbare Dokumentation gewährleisten. Eine lückenlose Dokumentation aller wichtigen Parameter ab Beginn einer randomisierten kontrollierten Studie und deren transparente Darstellung bei der Veröffentlichung der Studiendaten lassen Rückschlüsse auf die Repräsentativität der Ergebnisse und deren klinischen Nutzen zu.

Die randomisierte Studie ist daher als Goldstandard für den Wirksamkeitsnachweis einer therapeutischen Intervention anzusehen. Anwendungsgebiete sind Vergleichsuntersuchungen gegenüber einer Placebobehandlung bzw. anderen therapeutischen Alternativen wie Standardtherapie, chirurgische oder kombinierte Behandlung (siehe Abb. 4.1). Wurde der Nachweis für die Wirk-

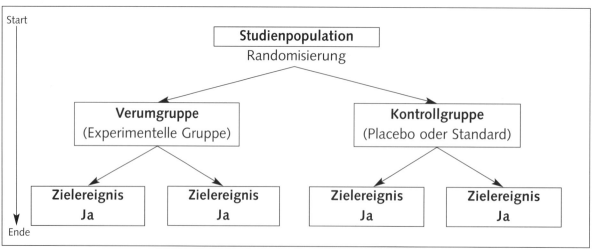

Abb. 4.4 Struktur einer randomisierten, kontrollierten klinischen Untersuchung

samkeit zunächst anhand von Surrogat-Markern als Zielgröße (↪ Surrogat-Marker) erbracht, so müssen randomisierte klinische Studien in der Folgezeit den Nachweis des therapeutischen Nutzens anhand weitergehender Kriterien wie Mortalität, Komplikations- und Rezidivrate führen.

Neben der Frage nach der Wirksamkeit einer Arzneimitteltherapie können auch Fragen nach dem Nutzen präventiver, diagnostischer oder sonstiger nicht medikamentöser therapeutischer Maßnahmen mit einer randomisierten Untersuchung beantwortet werden (siehe Abb. 4.5). Bei all diesen Fragestellungen wird der Nutzen eines therapeutischen Eingriffs in die natürlichen Vorgänge erfragt. Studien, die sich mit einem solchen Inhalt befassen, werden als Interventionsstudien bezeichnet. Die Methodik einer Interventionsstudie unterscheidet sich lediglich in zwei Punkten von der weniger komplexen Arzneimittelprüfung:

- Eine Verblindung ist oft nicht möglich, beispielsweise bei krankengymnastischen und anderen rehabilitativen Maßnahmen.
- Oft fehlt ein Placebo, beispielsweise bei der Ernährungsumstellung nach einem Diätplan.
- Das Studienkollektiv muss gerade bei der Untersuchung präventiver Maßnahmen sehr groß sein und über einen langen Zeitraum beobachtet werden. Aus diesem Grund werden oft nicht mehr die einzelnen Patienten, sondern größere Organisationseinheiten als Ganzes der Interventions- bzw. Kontrollgruppe zugeteilt oder randomisiert (Hospitäler, Firmen).

Neben den vielen Vorteilen, die die randomisierte Untersuchung bietet, gibt es Nachteile, die sich in der aufwendigen Methodik begründen. Der logistische Aufwand ist enorm, die Kosten der

---

Präventive Maßnahmen
Ist es beispielsweise für eine Patientin im Hinblick auf die Entwicklung von Herz-Kreislauferkrankungen von Nutzen, ab dem Klimakterium eine Hormonsubstition durchzuführen?
Verringert eine Senkung des Cholesterinspiegels bei einem Patienten ohne vorliegende Herz-Kreislauferkrankung die Myokardinfarktrate (primäre Prävention)?
Verringert die Umstellung der Lebensgewohnheiten (mehr Sport, vollwertige Ernährung, Alkohol- und Nikotinabstinenz) die Schlaganfallrate?

Diagnostische Tests
Führt die regelmäßige Ultraschallkontrolle des Fötus während einer Schwangerschaft zu einer erhöhten Erkennung perinataler Erkrankungen und steigert sie die Überlebensrate?
Verringert die Knochendichtemessung bei postklimakterischen Frauen die Anzahl der Hüftfrakturen im Alter?
Verringert eine regelmäßige Mammographie bei postklimakterischen Frauen die Mortalität an MammaCa?

Nichtmedikamentöse Maßnahmen
Ist Akupunktur bei einem Patienten mit HWS-Syndrom von Nutzen?
Verbessert eine frühzeitige Operation bei Kindern mit häufig wiederkehrenden Mittelohrentzündungen die Sprachentwicklung?

Abb. 4.5 Weitere Fragestellungen, die mit Hilfe eines randomisierten Studiendesign valide beantwortet werden können.

Durchführung entsprechend hoch. Aus diesem Grund werden die Untersuchungen meist an kleineren Kollektiven durchgeführt und die Beobachtungszeiträume recht kurz gehalten.

Trotz der deutlichen Vorzüge dieser Studienart werden die engen Ein- und Ausschlusskriterien der randomisierten Untersuchung und die daraus resultierenden artifiziellen Bedingungen häufig kritisiert. Nicht in jedem Fall spiegeln die Ergebnisse aus kontrollierten Untersuchungen die Realität der klinischen Behandlung wider, was sich letztlich auch in einer Verringerung des therapeutischen Effektes bei Übertragung in realistische therapeutische Bedingungen auswirken kann (↪ effectiveness).

> **Bewertung:**
> Die Ergebnisse einer gut geplanten und durchgeführten sowie transparent dokumentierten randomisierten Untersuchung liefern ein hohes Maß an Vertrauen in die Kausalität der dargestellten Zusammenhänge. Die Durchführung einer randomisierten kontrollierten klinischen Studie ist die beste Methode, systematische Verzerrungen der Ergebnisse durch bekannte und unbekannte Störfaktoren auszuschließen. Nur mit der Randomisierung der Patienten zu den einzelnen Behandlungsgruppen kann eine ausreichende Beobachtungs- und Strukturgleichheit erreicht werden. Klinische Fragestellungen zu medizinischen Interventionen wie der Arzneimittel-Therapie sollten daher ausschließlich mit Hilfe doppelblinder, randomisierter und kontrollierter Studien beantwortet werden.

4.2.2 KONTROLLIERTE KLINISCHE UNTERSUCHUNG

Die kontrollierte klinische Untersuchung (controlled clinical trial; CCT, siehe Abb. 4.6) unterscheidet sich nur in der fehlenden (↪) Randomisierung von der oben beschriebenen randomisierten klinischen Untersuchung (siehe Abb. 4.4 und 4.7), und

- versucht eine klinische Fragestellung unter Festlegung von Patienten, Beobachtungszeitraum, Zielkriterium und therapeutischer Intervention zu beantworten. Die Parameter zur Durchführung der therapeutischen Intervention wie Art und Dauer einer Arzneimittelexposition oder Art und Dauer einer nichtmedikamentösen therapeutischen Maßnahme sind vorab definiert.
- ist meistens prospektiv angelegt (siehe Kap. 4.1). Dies ist nicht der Fall, wenn als Vergleichsgruppe eine Personengruppe aus dem Datenpool universitärer Einrichtungen bzw. aus statistischen Registern herangezogen wird. Die Aussagekraft solcherart durchgeführten Untersuchungen ist ausgesprochen gering (siehe Kap. 4.3.2, ↪ Historische Kontrollen).
- benötigt zur Dokumentation des Studienverlaufs ein Prüfprotokoll (siehe Kap. 3). An dieser Stelle ist auch eine plausible Begründung für den Verzicht auf Randomisierung und genaue Angaben über die Maßnahmen zur Vermeidung systematischer Fehlerquellen (↪ Bias) gefordert.

Da der Verzicht auf Randomisierung nur in Ausnahmefällen überzeugend ist, sollte diese Studienart nur selten gewählt werden. Ein Blick in die medizinische Literatur zeigt allerdings, dass in der Vergangenheit häufig nicht-randomisierte Vergleichsstudien bzw. einarmige Untersuchungen durchgeführt wurden. Bei einarmigen Untersuchungen existiert nur ein Behandlungsarm,

> Shionoiri H, Minamisawa K, Ueda S, Abe Y, Ebina T, Sugimoto K, Matsukawa T, Gotoh E, Ishii M: Pharmakokinetics and antihypertensive effects of lisinopril in hypertensive patients with normal and impaired renal function.
> J Cardiovasc Pharmacol 16 (1990): 594–600
>
> **Fragestellung:** Wie unterscheidet sich das antihypertensive und pharmakokinetische Profil von Lisinopril, einem Angiotensin-Converting-Enzym (ACE)-Hemmer, bei hypertensiven Patienten mit normaler Nierenfunktion (NNF, mittleres Serumcreatinin 1,0 mg/dl, n=9) im Vergleich zu hypertensiven Patienten mit eingeschränkter Nierenfunktion (ENF, mittleres Serumcreatinin 1,7 mg/dl, n=8)?
>
> **Behandlung:** Lisinopril wurde oral verabreicht (10 mg Dosis einmal täglich für 5–8 Tage). Die Blutdruckmessung (BD) und das Sampling der Blutproben wurde am ersten und am letzten Behandlungstag durchgeführt.
>
> **Ergebnisse:** Unter fortlaufender Lisinoprilbehandlung war ein antihypertensiver Effekt über ≥ 12 Stunden mit geringen Blutdruck-Tagesschwankungen gegeben. Die Serum-ACE-Aktivität war für 24 Stunden deutlich supprimiert. Lisinopril-Plasmakonzentrationen waren in der ENF-Gruppe mit signifikantem Unterschied in der Maximalkonzentration und der Fläche unter der Kurve (AUC) höher als in der NNF-Gruppe. Eine signifikante inverse Korrelation konnte zwischen der Creatinin-Clearance und der AUC für Lisinopril beobachtet werden.
>
> **Schlussfolgerung:** Diese Ergebnisse legen den Schluss nahe, dass Lisinopril eine langanhaltende Wirkung besitzt und daher ein brauchbares blutdrucksenkendes Agens zur Blutdruckkontrolle bei Patienten mit NNF und milder ENF darstellt. Bei Daueranwendung allerdings sollte zur Verhinderung möglicher unerwünschter Wirkungen der Dosierung bei Patienten mit ENF mehr Aufmerksamkeit geschenkt werden.

Abb. 4.6 Typische Zusammenfassung einer kontrollierten klinischen Untersuchung

in dem die ausgewählten Patienten beispielsweise mit einer Arzneimitteltherapie ohne standardisierte Vergleichsgruppe behandelt werden (unkontrollierte Untersuchung).

Während die Ergebnisse aus den einarmigen Untersuchungen lediglich zur Generierung von Hypothesen bzw. zur Abschätzung von Risiken herangezogen werden können, hängt die Aussagekraft von Ergebnissen aus nicht-randomisierten Vergleichsuntersuchungen im Wesentlichen von dem Grad an Struktur- bzw. Beobachtungsgleichheit zwischen den Behandlungsgruppen ab (siehe Kap. 4.1). Da die zufällige Verteilung der Patienten auf die Behandlungsgruppen entfällt, ist damit zu rechnen, dass unbekannte Störgrößen die dargestellten Ergebnisse systematisch beeinflusst haben. Es ist denkbar, dass der beobachtete Effekt nicht durch das Arzneimittel bzw. die Intervention, sondern vielmehr durch eine ungleichgewichtige Verteilung unbekannter Parameter zwischen den Behandlungsgruppen verursacht wurde. Eine klare Aussage zur Kausalität der dargestellten Zusammenhänge ist daher nicht möglich.

Experimentelle Studienansätze

Da aber durch den Verzicht auf Randomisierung bei der kontrollierten klinischen Studie auch eine gewisse Vorselektion entfällt, die durch die Weigerung verschiedener Patienten entstehen kann, sich per Zufall auf die Behandlungsgruppen zuteilen zu lassen, können die Ergebnisse im Vergleich zu den artifiziellen Untersuchungsbedingungen einer randomisierten Untersuchung an Repräsentativität gewinnen.

Bewertung
Nicht-randomisierte klinische Studien sollten der Vergangenheit angehören. Nur in seltenen und dann dezidiert zu begründenden Fällen ist ein Verzicht auf die Randomisierung der Patienten zu den Behandlungsgruppen überhaupt plausibel. Im Vergleich zur randomisierten Studie besitzen die Ergebnisse der kontrollierten klinischen Untersuchung eine geringere (⇨) interne Validität. Bei Verzicht auf Randomisierung erhalten alle sonstigen Maßnahmen zum Erreichen einer maximalen Struktur- und Beobachtungsgleichheit bzw. Repräsentativität besonderes Gewicht: Die Art der Verblindung und eine treffende Galenik für die Vergleichsmedikation entscheiden über vergleichbare Untersuchungsbedingungen zwischen den Behandlungsgruppen während des Studienablaufs. Sollen die Ergebnisse einer kontrollierten klinischen Untersuchung bewertet werden, müssen die Angaben über das methodische Vorgehen möglichst vollständig vorhanden und nachprüfbar sein.

4.2.3 Cross-over-Design

Zu Beginn der klinischen Untersuchung werden auch hier die Probanden möglichst mittels Randomisierung in zwei vergleichbare Gruppen eingeteilt (Randomisierte klinische Studie, siehe Kap. 4.2.1). Im Gegensatz zum weitaus üblicheren Parallelgruppendesign (siehe Abb. 4.7) erhalten in einer Cross-over-Studie alle Patienten sowohl die Verum – als auch die Kontrolltherapie. Dabei wird zunächst Kollektiv A mit der Prüfsubstanz, Kollektiv B mit der Vergleichsmedikation

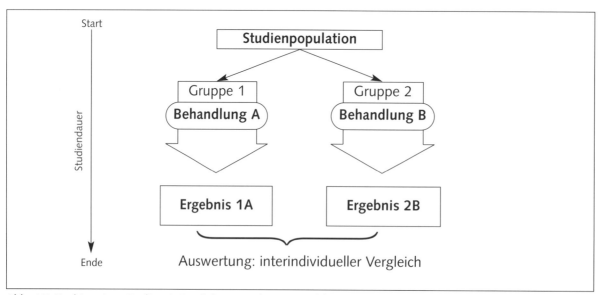

Abb. 4.7 Struktur einer Studie mit Parallelgruppendesign [modifiziert nach 5]

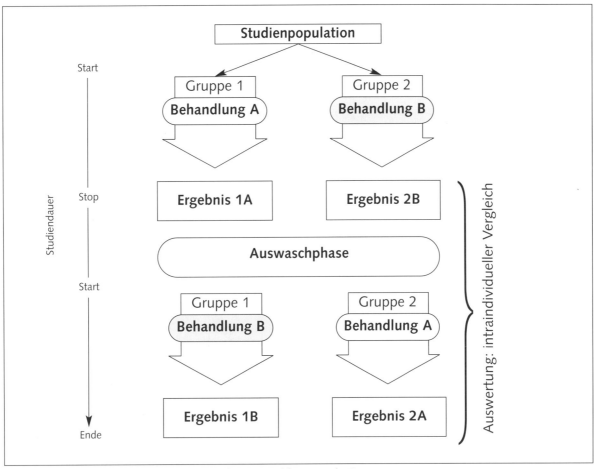

Abb. 4.8 Struktur einer Cross-over-Untersuchung [modifiziert nach 5]

behandelt. Nach einer adäquaten behandlungsfreien Phase (Wash out period) erhält dann Kollektiv A die Vergleichssubstanz und Kollektiv B die Prüfsubstanz (siehe Abb. 4.8). Dadurch wird innerhalb einer klinischen Untersuchung ein intraindividueller Vergleich möglich, der bei den bisher dargestellten Untersuchungsmethoden entfällt. Darüber hinaus kann nach Beendigung der Datenerhebung auch eine weitergehende Aussage über die Strukturgleichheit der beiden Kollektive anhand der durchgeführten Therapie gemacht werden. Da beim intraindividuellen Vergleich die Variabilität eines Untersuchungsparameters kleiner ist als in einem heterogenen Kollektiv, kann in Cross-over-Studien mit kleineren Fallzahlen gearbeitet werden. Hieraus resultieren nun in der Regel Ergebnisse mit höherer Präzision. Allerdings gibt es keine sicheren Vorgaben für die Angemessenheit einer Wash-out-Phase, welche die vollständige Elimination des untersuchten Arzneimittels sicherstellen soll. Wird die behandlungsfreie Phase zu kurz gewählt, besteht die Gefahr sog. Carry-over-Effekte, d.h. der Effekt der zweiten Phase einer Cross-over-Studie kann durch eine nicht vollständige Elimination des zuerst verabreichten Arzneistoffs verfälscht werden. Daher sollte vor Beginn einer Untersuchung sorgfältig geprüft werden, ob sich die Behandlungseffekte schnell entwickeln und entsprechend schnell reversibel sind. Aufgrund der relativ langen Behandlungszeit der Patienten (je einmal Kontroll- und Verumbehandlung und die Dauer der Auswaschphase) sollte das zu beobachtende Krankheitsbild konstant verlaufen. Im Allgemeinen ist das Cross-over-Design daher vor allem bei Fragestellungen zu chronischen Erkrankungen anwendbar [5].

Bewertung

Das anerkannte Einsatzgebiet von Untersuchungen mit Cross-over-Design ist recht schmal. So können Akuteffekte von Arzneimitteln zur Behandlung von chronischen Erkrankungen untersucht werden. Es müssen zahlreiche Kriterien erfüllt sein, ehe interpretierbare und valide Ergebnisse erhalten werden. Die zu vergleichende Medikation muss während der Untersuchung ausgewaschen werden, sie muss demnach für diesen Zeitraum entbehrlich sein. Die Untersuchungssubstanzen müssen ein entsprechendes pharmakodynamisches sowie pharmakokinetisches Profil besitzen, welches sowohl sich schnell entwickelnde und reversible Behandlungseffekte als auch eine schnelle und vollständige Elimination gewährleistet. Die Validität der Ergebnisse aus solchen Untersuchungen ist somit stark von den Arzneistoffeigenschaften abhängig.

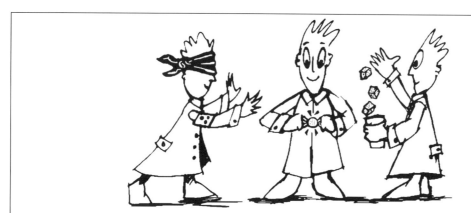

Alle guten Dinge sind drei: Verblindung • Placebo • Randomisierung

4.3 BEOBACHTUNGSSTUDIEN

Neben dem Fehlen einer kontrollierten Intervention im Untersuchungszeitraum unterscheiden sich Beobachtungsstudien von einer randomisierten kontrollierten Studie vor allem durch das Fehlen der zufallsbedingten Zuteilung der Personen zu den Beobachtungsgruppen. Somit ist davon auszugehen, dass die Beobachtungsgruppen nicht in jedem Fall eine vergleichbare Struktur aufweisen. Zudem entfällt die Verblindung der Studienbeteiligten. Insbesondere bei retrospektiv angelegten Beobachtungsstudien fehlt eine standardisierte Beobachtungsmethodik, so dass bereits die Erhebung der Daten und im späteren Verlauf die Interpretation derselben Probleme bereitet [8]. Während bei randomisierten Untersuchungen aufgrund des Studiendesigns die Kausalität der dargestellten Zusammenhänge postuliert werden kann, ist diese Frage bei Beobachtungsstudien nicht zuverlässig zu beantworten. In der Regel kann nicht ausgeschlossen werden, dass die Ergebnisse durch systematische Verzerrung (⇨ Bias) bedingt sind. Daher lassen sich die Resultate aus Beobachtungsstudien auch bei Vorliegen zusätzlicher Informationen nur eingeschränkt in Form von praktischen Handlungsanweisungen interpretieren.

Dennoch gibt es eine Reihe klinischer bzw. epidemiologischer Fragestellungen, die nur mit Hilfe von Beobachtungsstudien beantwortet werden können (siehe Abb. 4.2 und 4.10).

4.3.1 KOHORTENSTUDIE

Schairer C, Lubin J, Troisi R, Sturgeon S, Brinton L, Hoover R: Menopausal Estrogen and Estrogen-Progestin Replacement Therapy and Breast Cancer Risk.
JAMA 283 (2000): 485–491

Hintergrund: Ob die menopausale Hormonersatztherapie mit einer kombinierten Estrogen-Gestagen-Gabe das Brustkrebsrisko über das Risiko unter Estrogenmonotherapie hinaus erhöht, ist unbekannt.

Fragestellung: Ist die Risikoerhöhung für die Entwicklung eines Brustkrebses unter kombinierter Estrogen-Gestagen-Behandlung größer als unter Estrogenmonotherapie?

Design: Kohortenstudie von Follow-up-Daten zwischen 1980–1995 vom Breast Cancer Detection Demonstration Project, einem US weiten Brustkrebs-Screening Programm.

Klinikset: 29 Screening-Zentren in den USA.

Teilnehmerinnen: Eine Gesamtheit von 46 355 postmenopausalen Frauen (Durchschnittsalter beim Start des Follow-up: 58 Jahre).

Hauptzielgröße: Inzidenter Brustkrebs; Dauer und Art der Hormonbehandlung.

Ergebnisse: Während der Nachbeobachtungszeit wurden 2082 Brustkrebsfälle identifiziert. Eine Risikoerhöhung unter Estrogenmonotherapie und kombinierter Estrogen-Gestagen-Behandlung war beschränkt auf den Einsatz der Hormonersatzbehandlung in den letzten 4 vorausgehenden Jahren (RR: 1,2 (95 % CI: 1,0–1,4) sowie 1,4 (95 % CI: 1,1–1,8)). Das relative Risiko wird bei Anwenderinnen – nach Korrektur für die Teilnahme am Mammographiescreening, für das Alter beim Eintritt in die Menopause, für den „body mass index" (BMI), für den Bildungsstand und für das Alter zum Zeitpunkt der Auswertung – mit jedem Behandlungsjahr unter Estrogenmonotherapie um 0,01 (95 % CI: 0,002–0,03) und unter kombinierter Estrogen-Gestagen-Behandlung um 0,08 (95 % CI: 0,02–0,16) erhöht. Der p-Wert für den Homogenitätstest dieser Abschätzung betrug 0,02. Bei Frauen mit einem BMI von 24,4 kg/m^2 oder weniger lag die Risikoerhöhung für jedes Behandlungsjahr unter Estrogenmonotherapie bei 0,03 (95 % CI: 0,01–0,06) und unter kombinierter Estrogen-Gestagen-Behandlung bei 0,12 (95 % CI: 0,02–0,25). Diese Assoziation war für die Mehrzahl der invasiven Tumoren mit duktaler Histologie und unabhängig vom Ausmaß der invasiven Erkrankung zu beobachten. Bei schwereren Frauen war das Risiko weder unter Estrogenmonobehandlung noch unter kombinierter Gabe von Estrogen und Gestagen erhöht.

Schlussfolgerung: Die Daten legen den Schluss nahe, dass die kombinierte Estrogen-Gestagen-Behandlung das Brustkrebsrisiko über das Brustkrebsrisiko unter Estrogenmonotherapie hinaus erhöht.

Abb. 4.9 Typische Zusammenfassung einer Kohortenstudie

BEOBACHTUNGSSTUDIEN

Kohortenstudien (cohort-study) unterschieden sich von einer experimentellen Studie durch das Fehlen einer aktiven Intervention von Seiten der Untersuchenden. Im Gegensatz zur experimentellen Untersuchung wird kein Einfluss auf die Therapieentscheidung des Arztes und die Therapiedurchführung ausgeübt. Der Untersuchende beobachtet vielmehr anhand einer zuvor formulierten Hypothese an einem festgelegten Patientenkollektiv den Einfluss eines bestimmten Risikofaktors auf einen Therapie- bzw. Krankheitsverlauf (siehe Abb. 4.10). D. h. im Gegensatz zur experimentellen klinischen Untersuchung, bei der die zu untersuchenden Patienten in der Regel bereits an einer Erkrankung leiden, werden in Kohortenstudien Patienten eingeschlossen, welche die interessierende Erkrankung erst ausbilden sollen (siehe Abb. 4.11) [3]. Man unterscheidet zwei Arten von Kohortenstudien:

- Prospektive Kohortenstudie
- Kohortenstudien mit zurückverlegtem Anfangspunkt.

In beiden Studienarten werden je nach Fragestellung bis zu 50 000 Personen, für die die interessierende Exposition bzw. der interessierende Risikofaktor (Arzneitherapie, Umwelteinflüsse, Rauchen etc.) definiert ist, über einen längeren Zeitraum beobachtet. Festgehalten wird, ob ein bestimmtes Zielereignis (unerwünschte Wirkung, Entwicklung eines bestimmten Krankheitsbildes) ausgebildet wird, für das ein kausaler Zusammenhang zur Exposition unterstellt wird. Grundsätzlich müssen die Zielereignisse wie Ausbildung einer Erkrankung oder einer unerwünschten Wirkung und deren Erfassung vor Studienbeginn festgelegt werden. Darüber hinaus muss sichergestellt sein, dass die formulierten Endpunkte nicht bereits bei Studienbeginn vorgelegen haben. Die Untersuchungen sind als Longitudinal- oder Längsschnittstudie über einen bestimmten Beobachtungszeitraum oder als Follow-up-Untersuchungen in bestimmten zeitlichen Beobachtungsabständen angelegt. Mit dem Start der Untersuchungen beginnt auch die Dokumentation des Therapieverlaufs. Aufgrund der langandauernden Untersuchungen ist eine vollständige Dokumentation aller Patienten über den gesamten Studienzeitraum schwierig (↪ Drop-out).

Bekanntestes Beispiel für eine Kohortenstudie ist die Untersuchung von Hill und Doll, die 1964 an 40 000 Engländern den Zusammenhang zwischen Rauchen und Gesamt-Mortalität bzw. Rauchen und bestimmten Todesursachen (u. a. Lungenkrebs) studierten. Das Kollektiv wurde 1951 in 4 Kohorten eingeteilt (Nichtraucher, schwache Raucher, mäßige Raucher und starke Raucher) und wird seitdem dokumentiert. Bereits nach 10 Jahren zeigte sich eine deutliche und zugleich dosisabhängige Erhöhung der Gesamtsterblichkeit und der Todesrate aufgrund eines Lungenkarzinoms. Insbesondere die nachgewiesene Dosisabhängigkeit legte den Schluss nahe, dass es sich hierbei um einen kausalen Zusammenhang handeln muss.

- Sinkt die Gesamtmortalität einer Population durch medikamentöse Senkung des Bluthochdrucks?

- Wie unterscheidet sich die körperliche und geistige Entwicklung von Frühgeborenen im Vergleich zu ausgetragenen Neugeborenen?

Abb. 4.10 Weitere Beispiele für klinische Fragestellungen von Kohortenuntersuchungen

Kohortenstudien sind unverzichtbar für klinische Fragestellungen, bei denen ein experimenteller Untersuchungsansatz nicht möglich ist (siehe Abb. 4.10). Beispielsweise können bei der Untersuchung des Zusammenhangs zwischen Mortalität und Rauchen die Personen schwerlich zufällig den Beobachtungsgruppen zugeteilt werden. Vielmehr ist man gezwungen, die Personen, die sich zum Rauchen entschieden haben, als Verumgruppe zu definieren, und diese eventuell mit einer Gruppe von Nichtrauchern zu vergleichen (Kontrollierte Kohortenstudie).

Als klassische Anwendungsgebiete gelten daher Untersuchungen zu einem Risikoverdacht und die Überprüfung von Hypothesen, die durch Fall-Kontroll-Studien generiert wurden. Kohortenstudien erlauben die Schätzung von Inzidenzen nicht zu seltener Ereignisse und bei kontrolliertem Studienansatz die Schätzung des relativen Risikos (siehe Kap. 9.2) oder der Risikodifferenz (siehe Kap. 9.3) zwischen exponierten Personen und nicht exponierten Personen [8].

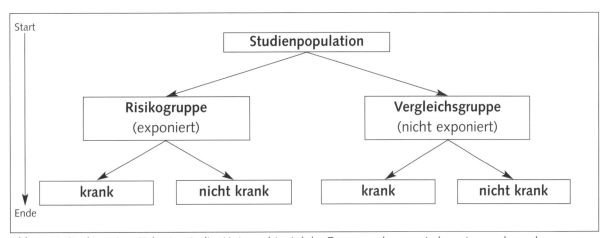

Abb. 4.11 Struktur einer Kohortenstudie: Untersucht wird der Zusammenhang zwischen einem oder mehreren Risikofaktoren und dem Auftreten einer bestimmten Erkrankung.

Prospektive Kohortenstudie

Die prospektive Kohortenstudie unterscheidet sich von der experimentellen Untersuchung durch das Fehlen einer kontrollierten Intervention und der Randomisierung. Eine größere Personengruppe, von der die zu untersuchende Exposition (beispielsweise Östrogeneinnahme im Postklimakterium) bekannt ist, wird über einen längeren Zeitraum nach standardisierten Bedingungen auf ein zuvor festgelegtes Zielkriterium (beispielsweise Senkung der Herz-Kreislauf-Mortalität) hin beobachtet. Als Kontrollgruppe dienen Patientinnen, die keine Hormone einnehmen und die in ihren Lebensumständen den Patientinnen der Verumgruppe möglichst ähnlich sein sollten. Die durch die fehlende Randomisierung bedingte Verzerrung zwischen den Beobachtungsgruppen kann durch bestimmte statistische Verfahren bei der Auswertung berücksichtigt werden [8]. Aufgrund der definierten Kontrollgruppe, des prospektiven Studienansatzes, und der damit parallel zum Studienverlauf möglichen Qualitätssicherung des Datenmaterials ist die Aussagekraft einer Kohortenstudie gegenüber der rein retrospektiv angelegten Fall-Kontroll-Studie höher anzusetzen (siehe Kap. 4.3.2) [9].

Kohortenstudie mit zurückverlegtem Anfangspunkt

Im Gegensatz zur rein prospektiven Untersuchung wird hier der Untersuchungsbeginn und damit der Beginn der Dokumentation zeitlich nach hinten verschoben. Bei gleichbleibender Fragestellung würde man demnach versuchen, den Expositionsstatus einer bestimmten Patientengruppe retrospektiv zu beschreiben, um ab diesem Zeitpunkt die weitere Entwicklung prospektiv zu verfolgen. Dies hat den Vorteil, dass sich der lange Beobachtungszeitraum bei prospektivem Ansatz deutlich verringern lässt und damit die entstehenden Kosten für die Untersuchung reduziert werden können. Andererseits leidet aufgrund der fehlenden Datensicherheit die Qualität des Datenmaterials (Frage: Ist der Expositionsstatus in allen Fällen sicher zu ermitteln?) und möglicherweise auch die strukturelle Qualität der Daten (Frage: Ist die Zusammensetzung der Kohorte auch retrospektiv zu klären, um eventuell vorliegende Selektionsfehler diskutieren und berücksichtigen zu können?) [8].

Bewertung
Aufgrund der vorwiegend prospektiven Blickrichtung von Kohortenstudien kann der Zusammenhang zwischen einer bestimmten Exposition (Risikofaktor: Arzneimittel, Lebensgewohnheiten, Umweltfaktoren) und verschiedenen Zielereignissen (Ereignis: Unerwünschte Wirkung, Erkrankung, Todesursache) untersucht werden. Bei prospektiver Datenerhebung ist von Beobachtungsgleichheit für die verschiedenen Beobachtungsgruppen über den gesamten Beobachtungszeitraum auszugehen. Nur unter diesen Bedingungen ist eine verlässliche Schätzung der Häufigkeit eines Zielereignisses nach einer bestimmten Expositon möglich. Aufgrund der besseren Datenqualität und der höheren Studiensicherheit ist daher in jedem Fall ein rein prospektiver Studienansatz zu bevorzugen.
Als nachteilig im Vergleich zum experimentellen Ansatz ist das Fehlen einer zufälligen Zuteilung zu den Beobachtungsgruppen anzusehen (▷ Randomisierung), welches prinzipiell einen unzureichend einschätzbaren (▷) Bias begünstigt und damit die Einschätzung der Strukturgleichheit der Beobachtungsgruppen erschwert. Aufgrund der langen Beobachtungszeiten muss mit einem Wandel der Untersuchungsbedingungen während des Studienverlaufs bzw. der Einführung neuer Diagnosetechniken mit exakteren Messmethoden gerechnet werden. Darüber hinaus ist eine nicht ganz vollständige Datenerhebung für alle Patienten über den gesamten Studienzeitraum ein besonderes Problem der langwierigen prospektiven Beobachtungsstudien (▷ Drop-outs). In jedem Fall bedingt eine hohe Rate an „Drop-outs" bzw. „Follow up"-Verlusten systematische Verzerrungen. Prospektive Untersuchungen, die zudem einen langen Beobachtungszeitraum beanspruchen, lassen hohe Kosten entstehen. Diese Kosten sind jedoch durch die höhere Aussagekraft des qualitätsgesicherten Studiendesigns einer Kohorten-Untersuchung im Vergleich zur Fall-Kontroll-Studie gerechtfertigt (siehe Kap. 4.3.2).

4.3.2 FALL-KONTROLL-STUDIE

Gale JL, Thapa PB, Wassilak SG, Bobo JK, Mendelman PM, Foy HM: Risk of serious acute neurological illness after immunization with diphtheria-tetanus-pertussis vaccine. A population-based case-control study, JAMA 271 (1994): 37–41.

Fragestellung: Gibt es eine Assoziation zwischen schweren akuten neurologischen Erkrankungen und der Impfung mit whole-cell-Pertussis-Impfstoffen, appliziert als Diphtherie-Pertussis-Tetanus (DTP) Vakzine?

Studiendesign: Bevölkerungsbasierte Fall-Kontroll-Studie

Klinikset: Ambulante und stationäre Versorgungseinheiten, Arztpraxen und die Bevölkerung der Staaten Washington und Oregon.

Teilnehmer: Insgesamt wurden 424 bestätigte neurologische Krankheitsfälle prospektiv in einem Zeitraum von 12 Monaten bei aktiver staatenweiter Überwachung von 218 000 1 bis 24 Monate alten Kindern aus den Staaten Washington und Oregon identifiziert (insgesamt 368 000 durchgeführte DTP-Impfungen geschätzt). Jeder Kind-Fall wurde gematcht mit zwei altersgleichen Kontrollen gleichen Geschlechts und Geburtsort (Geburtsdatum ± 5 Tage). Handschriftliche Impfblätter wurden verwendet, um festzustellen, ob bei den Kind-Fällen der Krankheitsbeginn innerhalb von 7 Tagen nach der Impfung erfolgte, oder bei Kind-Kontrollen innerhalb von 7 Tagen nach demselben Referenzdatum, um diese als exponiert zu qualifizieren.

Hauptzielgröße: Ambulante und stationäre Fälle von komplexen Fieberkrämpfen, von Fieber ohne Krämpfe, von infantilen Spasmen und von akuter Encephalitis/Encephalopathie, bestätigt durch ein Gutachten in der Impfgeschichte.

Ergebnisse: Die geschätzte Odds ratio (OR) für den Beginn einer schweren akuten neurologischen Erkrankung innerhalb von 7 Tagen bei kleinen Kindern nach DPT-Impfung lag bei 1,1 (95 % CI, 0,6 bis 2,0). Wurde die Analyse auf Kinder mit Enzephalopathie oder komplizierten Krämpfen beschränkt und Faktoren berücksichtigt, die die Verabreichung der Vakzine möglicherweise beeinflusst haben könnten, lag die Odds ratio bei 3,6 (95 % CI: 0,8 bis 15,2). Die Odds ratio der unterschiedlichen Analysen variierte, aber alle Konfidenzintervalle schlossen die 1 mit ein. Bei der größten Studiengruppe, den Kindern mit Fieber ohne Krämpfe, wurde kein erhöhtes Risiko beobachtet (OR: 0,5; 95 % CI: 0,2 bis 1,5).

Schlussfolgerung: Diese Untersuchung konnte keine statistisch signifikante Risikoerhöhung für das Vorkommen von schweren akuten neurologischen Erkrankungen innerhalb von 7 Tagen nach DTP-Impfung bei Kleinkindern aufzeigen.

Abb. 4.12 Typische Zusammenfassung einer Fall-Kontroll-Studie

BEOBACHTUNGSSTUDIEN

Da für eine aussagekräftige Untersuchung seltener Ereignisse sehr hohe Fallzahlen notwendig werden, können solche Fragestellungen nicht mit Hilfe von prospektiven Kohortenstudien beantwortet werden. Um derartige Fragestellungen beantworten zu können, wird daher ein gänzlich retrospektiver Studienansatz herangezogen, die Fall-Kontroll-Studie (case-control-study, siehe Abb. 4.13).

Die Fall-Kontroll-Untersuchung unterscheidet sich durch die Art der Blickrichtung von der Kohortenstudie (siehe Kap. 4.3.1). Bei der Kohortenstudie wird das Kollektiv prospektiv vor dem Eintritt eines erwünschten oder unerwünschten Zielereignisses je nach Vorliegen einer Exposition in Beobachtungs- und Kontrollgruppe unterteilt. Bei der Fall-Kontroll-Studie wird ein Kollektiv von Patienten, welches sich durch bestimmte Merkmale (bzw. Zielereignisse) auszeichnet, nachträglich nach einer oder mehreren möglichen Expositionen untersucht und möglicherweise mit einer geeigneten Kontrollgruppe verglichen. Merkmale können beispielsweise arzneimittelinduzierte Erkrankungen (unerwünschte Wirkungen einer Arzneimittelexposition) sein, oder das Auftreten bestimmter Erkrankungen in Abhängigkeit von bestimmten Umweltfaktoren. Daher werden Fall-Kontroll-Untersuchungen auch „tro-hoc"-Studien genannt, eine Bezeichnung, die sich aus dem rückwärts gelesenen „cohort" der Kohorten-Studie ergibt [7].

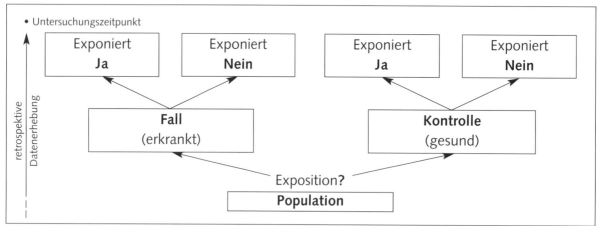

Abb. 4.13 Struktur einer Fall-Kontroll-Studie: Untersucht wird der Zusammenhang zwischen einer bereits eingetretenen Erkrankung oder einem Ereignis und einer zurückliegenden Exposition.

Als Kontrollgruppe dienen Patienten beispielsweise aus der Normalbevölkerung oder aus Krankenhausabteilungen, die die interessierende Erkrankung sicher nicht aufweisen, dafür aber eine möglichst große Ähnlichkeit in Alter, Geschlecht, Körpergewicht, Rasse und Wohngebiet zu den Patienten der Untersuchungsgruppe mitbringen. Für eine lege artis erhobene Kontrollgruppe wird jedem Patienten der Untersuchungsgruppe einer Fall-Kontroll-Studie ein oder mehrere „statistische Zwillinge" zugewiesen („paarweises matching"), die in all den genannten Parametern eine möglichst große Ähnlichkeit aufweisen. Damit soll die Verzerrung der Ergebnisdaten auf ein Minimum reduziert und die Strukturgleichheit der Beobachtungsgruppen optimiert werden. Werden dagegen beispielsweise die Fälle der Untersuchungspatienten aus einer internistischen Krankenhausabteilung und die Fälle der Kontrollgruppe aus der geburtshilflichen Abteilung erhoben, ist mit aller Wahrscheinlichkeit von einem strukturellen Ungleichgewicht zwischen den beiden Beobachtungsgruppen auszugehen. Bei der Interpretation der Ergebnisse einer solchen Untersuchung ist nicht mehr einschätzbar, in welchem Maße die beobachteten Unterschiede durch die in Frage kommende Exposition oder durch strukturelle Verschiedenheit zwischen den Beobachtungsgruppen bedingt wurden. Stammen die Kontrollpatienten aus statistischen Registern der Landes- oder Bundesämter bzw. aus dem Datenpool universitärer Einrichtungen oder fehlen Quellenangaben gänzlich, spricht man von (⇨) „historischen Kontrollen". Bei einem solchen Vorgehen liegt genau genommen keine Fall-Kontroll-Studie vor, sondern vielmehr ein Zwitter aus Querschnittsstudie (siehe Kap. 4.3.3) und Fall-Kontroll-Studie. In jedem Fall ist die Datenqualität solcher Untersuchungen minderwertig und die Ergebnisse sind nicht zu interpretieren.

Da die Datenerhebung bei einer Fall-Kontroll-Studie mit Hilfe von Patienten-Interviews erfolgt, kann die psychologische Beteiligung eines Interviewers – der Person also, die die Anamnese-Daten der Studienteilnehmer erhebt – das Ergebnis einer Befragung entscheidend beeinflussen. Daher ist auch bei Fall-Kontroll-Studien grundsätzlich über eine (⇨) Verblindung des Studienpersonals nachzudenken, um mögliche systematische Verzerrungen (⇨ Bias) zu vermeiden. Hierbei ist dem Interviewer die Studienhypothese oder die Zuordnung der Patienten in Kontroll- oder Untersuchungsgruppe nicht bekannt.

Retrospektive Datenerhebung und Datenermittlung mittels Befragung lassen darüber hinaus weitere systematische Verzerrungen erwarten. Hierzu zählen u. a. Erinnerungslücken oder ungleicher Wissensstand bei den befragten Personen, verschiedenartiger Grad an Sensibilisierung bzw. Motivation des Interviewten aber auch des Interviewers, sowie unterschiedliche Belastbarkeit gegenüber Stresssituationen für den befragten Patienten wie auch für den befragenden Arzt während des Interviews.

Aufgrund dieser vielfältigen Biasmöglichkeiten sind Fall-Kontroll-Studien daher nur zur Generierung von Hypothesen und – aufgrund fehlender Alternativen – bei der Untersuchung seltener und/oder nach langer Latenzzeit auftretender Ereignisse opportun (siehe Abb. 4.14).

> Vor Initiierung der oben zitierten Kohortenuntersuchung zum Bronchialkarzinomrisiko beim Rauchen von Hill und Doll wurden erste Zusammenhänge mittels einer Fall-Kontroll-Studie erhoben. Hierzu wurden mehrere hundert Patienten mit Bronchialkarzinom mit einer ähnlichen Zahl von Patienten ohne Bronchialkarzinom verglichen. Die Patienten der Kontrollgruppe wurden wie die Patienten der Untersuchungsgruppe stets aus dem gleichen Krankenhaus und innerhalb der gleichen 5-Jahresaltersgruppe gewählt. Die Auswertung der retrospektiv gewonnenen Daten ergab für Patienten mit Bronchialkarzinom einen höheren Zigarettenkonsum als bei Patienten ohne Bronchialkarzinom [6].
> Gibt es ein erhöhtes Thromboserisiko von Kontrazeptiva mit Gestagenen der dritten Generation im Vergleich zu Kontrazeptiva mit Gestagenen der zweiten Generation?
> Erhöhen Starkstrom-Überlandleitungen das Leukämierisiko?

Abb. 4.14 Weitere Beispiele für klinische Fragestellungen von Fall-Kontroll-Studien

Zur Quantifizierung der Assoziation zwischen Exposition und Ereignis wird üblicherweise nicht das relative Risiko (RR, siehe Kap. 9.2) bestimmt, sondern das Chancenverhältnis zwischen den beiden Beobachtungsgruppen angegeben, ein Ereignis auszubilden (Odds ratio, siehe Kap. 9.6).

> **Bewertung**
> Fall-Kontroll-Studien sind analytische Beobachtungsstudien mit retrospektiver Betrachtungsweise. Wichtigstes Anwendungsgebiet und zugleich aufgrund fehlender Alternativen auch einzig möglicher Studientyp ist die Untersuchung von Zusammenhängen zwischen Exposition und seltenen Ereignissen bzw. Ereignissen mit langer Latenzzeit. Hierbei kann – im Gegensatz zur Kohortenstudie (siehe Kap. 4.3.1) – der Zusammenhang zwischen einer Erkrankung und mehreren Risikofaktoren untersucht werden. Für die Schätzung von Inzidenzen ist die Fall-Kontroll-Studie hingegen nicht geeignet.
> Die Fall-Kontroll-Studie ist aufgrund der vergleichsweise geringen Patientenzahl und der retrospektiven Beobachtungsweise im Vergleich zu den langwierigen Kohortenuntersuchungen kostengünstig. Allerdings ist in den meisten Fällen mit einer geringeren Datenqualität zu rechnen. Der Verlust an interner Validität sollte daher nur für die o. g. Fragestellungen in Kauf genommen werden, für die kein anderes Untersuchungsinstrument zur Verfügung steht. In diesen Fällen sind prinzipiell hohe Anforderungen an die Wahl der Kontrollgruppe und die gesamte Studiendurchführung zu stellen. Erst wenn diese erfüllt sind und die Ergebnisse in mehreren unabhängigen Studien bestätigt werden konnten, darf der aufgezeigte Zusammenhang kausal gedeutet werden.
> Bei allen anderen Fragestellungen handelt es sich bei der Fall-Kontroll-Studie nicht um das geeignete Studiendesign. Die Ergebnisse aus solchen Untersuchungen dürfen lediglich als Hypothese nicht als Kausalitätsbeweis gedeutet werden und sollten in weiteren Studien mit prospektivem Ansatz bestätigt werden.

4.3.3 QUERSCHNITTSSTUDIEN

Im Gegensatz zu den oben dargestellten Studienarten wird der Studiengegenstand einer Querschnittsstudie nicht über einen längeren Zeitraum verfolgt. Vielmehr handelt es sich um eine Momentaufnahme, eine Zustandsbeschreibung, einen Querschnitt, der zu einem festen Zeitpunkt (Stichtag) ein definiertes Studienkollektiv auf den Zusammenhang zwischen einer Exposition und einem erwünschten oder unerwünschten Ereignis hin untersucht (siehe Abb. 4.15). Voraussetzung für auswertbare Daten ist eine enge Assoziation zwischen Exposition und Zielereignis. Bei nicht zu seltenen und chronischen Erkrankungen und langandauernden Risikofaktoren (z. B. Rauchen, Umwelteinflüsse, Arbeitsplatz etc.) kann die Durchführung einer Querschnittsstudie sinnvoll sein. Bei seltenen und kurzen Erkrankungen ist dies nur der Fall, wenn diese bei einem bestimmten Kollektiv verstärkt auftritt [4].
Die Datenerhebung einer Querschnittsstudie wird beispielsweise über die retrospektive Auswertung von Krankenblättern, mittels Interviewtechnik, aber auch mit Hilfe schriftlicher Befragung durchgeführt. Daher gilt das unter den Fall-Kontroll-Studien Gesagte entsprechend.

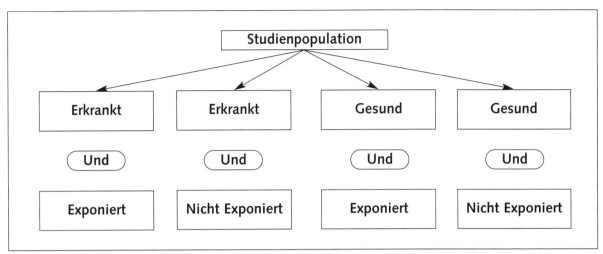

Abb. 4.15 Struktur einer Querschnittsstudie

Die Datenerhebung kann prospektiv oder auch retrospektiv durchgeführt werden. Für die ausgewählten Personen wird das Zielereignis (beispielsweise eine bestimmte Erkrankung) und die gegenwärtige oder auch frühere Exposition (beispielsweise bestimmte Wohnortbedingungen) gleichzeitig erhoben. Es kommen zwei Vorgehensweisen in Betracht: Entweder werden die Personen des Studienkollektivs mit einer bestimmten Exposition punktuell erfasst und die Häufigkeit eines erwünschten bzw. unerwünschten Ereignisses bestimmt. Oder Personen mit einem erwünschten bzw. unerwünschten Ereignis werden erfasst und anschließend wird nach der Exposition gefahndet.

Beispiele für Querschnittsstudien sind Fragestellungen über den Impfstatus von Kindern im Grundschulalter, das Rauchverhalten bei Jugendlichen oder der Anteil hysterektomierter Frauen bei den über 50-jährigen. Darüber hinaus zählen auch Bevölkerungsbefragungen zum Wahlverhalten oder zur politischen Stimmungslage zu den Querschnittsstudien.

Um Aussagen über eine bestimmte Personengruppe machen zu können, ist es erforderlich, dass das Studienkollektiv einen repräsentativen Ausschnitt dieser Personengruppe darstellt. Die Aussagekraft einer Querschnittsstudie ist somit von der Qualität der Stichprobenziehung abhängig. Da die Auswahl der Personen nicht von deren persönlichen Eigenschaften abhängen darf, sollte die Stichprobenziehung in jedem Falle zufällig durchgeführt werden [6].

Bewertung

Querschnittsstudien spiegeln im medizinischen Bereich den Krankheits- bzw. Gesundheitszustand eines definierten Studienkollektivs zu einem bestimmten Zeitpunkt wider. Das Studienkollektiv wird meist mittels Stichprobenziehung ermittelt. Bei der Auswertung einer Querschnittsuntersuchung sollen Zusammenhänge zwischen Exposition und erwünschten und unerwünschten Ereignissen bewertet werden. Die Datenerhebung erfolgt prospektiv bzw. retrospektiv mit Hilfe von Krankenblättern, Interviews oder Fragebögen. Aus diesem Grund sind Querschnittsstudien besonders anfällig für Bias (Verzerrung). Querschnittsstudien können im Gegensatz zu experimentellen oder quasi-experimentellen Untersuchungen sehr einfach durchgeführt werden, aber die Validität der Ergebnisse ist gering.

4.3.4 ANWENDUNGSBEOBACHTUNGEN

> **Munro J, O'Sullivan D, Andrews C, Arana A, Mortimer A, Kerwin R: Active monitoring of 12,760 clozapine recipients in the UK and Ireland.**
> **Beyond pharmacovigilance. Br J Psyciatry 175 (1999): 576–580**
>
> **Hintergrund:** Personen, denen für die Behandlungs-resistente Schizophrenie Clozapin verordnet wird, haben über das Fallregister zur Erfassung reversibler Neutropenien eine verbindliche hämatologische Überwachung.
>
> **Fragestellung:** Quantifizierung des Risikos für die Entwicklung einer Agranulozytose für Patienten unter Clozapin-Behandlung.
>
> **Methode:** Zwischen Januar 1990 und April 1997 wurden die Daten von 12 760 Patienten, welche als Clozapin-Anwender registriert waren, analysiert.
>
> **Ergebnisse:** Das Risiko für die Entwicklung einer Agranulozytose war bei asiatischen Patienten 2,4 mal höher als bei kaukasischen Patienten (p= 0,03). Es gab eine altersabhängige Risikosteigerung von 53 % pro Dekade (p= 0,0001).
>
> **Schlussfolgerung:** Das Fallregister ergab wertvolle Informationen zur Durchführung weiterer Untersuchungen für die Ursachen der hämatologischen Reaktionen unter Clozapin-Behandlung.

Abb. 4.16 Typische Zusammenfassung einer Anwendungsbeobachtung

Anwendungsbeobachtungen sind nach §67 Absatz 6 AMG „Untersuchungen, die dazu bestimmt sind, Erkenntnisse bei der Anwendung zugelassener Arzneimittel zu sammeln." [2]. Anwendungsbeobachtungen werden in der ärztlichen Praxis oder auch in Kliniken durchgeführt. Die Datenerhebung erfolgt prospektiv. Hierzu werden alle Patienten, die das zu untersuchende Arzneimittel erhalten, im Rahmen der üblichen ärztlichen Behandlung bezüglich des Behandlungsverlaufs über einen definierten Zeitraum hinweg beobachtet. Über den gesamten Untersuchungszeitraum soll für jeden Arzt-Patienten-Kontakt ein standardisiertes Beobachtungsprotokoll verfasst werden, welches sämtliche Daten enthalten soll, die für den Behandlungsverlauf von Bedeutung sind. Abschließend sollte für jeden Patienten eine Abschlussuntersuchung zusammen mit einem Abschlussbericht erstellt werden. Der behandelnde Arzt kann frei entscheiden, welche Patienten er mit dem zu untersuchenden Arzneimittel behandelt und welche er anders behandeln will. Allerdings ist in jedem Fall bei Aufnahme in die Dokumentation ein Anamnesebogen zu erstellen, der über die Therapieentscheidung Aufschluss geben soll. Ebenfalls kann für eine spätere Beurteilung der Ergebnisse eine kurze Basis-Dokumentation für jeden Patienten, der nicht in die Anwendungsbeobachtung aufgenommen wurde, von großem Interesse sein. Und eine einmal beschlossene Aufnahme eines Patienten in die Anwendungsbeobachtung darf später nicht rückgängig gemacht werden. Methodisch einwandfrei durchgeführte Anwendungsbeobachtungen können wichtige Hinweise geben auf:

- Einhalten der zugelassenen Indikation, Beachtung der Kontraindikationen.
- Abweichen von der Gebrauchsinformation, insbesondere bei der Dosierung. Nicht selten ist der aus klinischen Studien ermittelte Dosierungsbereich insbesondere für die Dauertherapie zu hoch gewählt, so dass hieraus auch Korrekturen der Fach- und Gebrauchsinformationen resultieren können.
- Daten zur Akzeptanz und Praktikabilität der Darreichungsformen und der Arzneimittelverpackung.
- Gründe für einen Behandlungsabbruch mit dem betreffenden Arzneimittel.
- Aussagen zu Art und Häufigkeit unerwünschter Arzneimittelwirkungen.
- Daten zu bisher unbekannten Wirkungen, Wechselwirkungen und Nebenwirkungen. Anwendungsbeobachtungen sind eine wertvolle Ergänzung zum Spontanerfassungssystem von unerwünschten Arzneimittelwirkungen, indem sie einen bestehenden Nebenwirkungsverdacht erhärten können.

Im Gegensatz zu allen anderen klinischen Studien vor der Zulassung eines Arzneimittels übernehmen die Krankenkassen die ärztlichen Behandlungskosten und die reinen Arzneimittelkosten. Kosten, die aufgrund der methodischen Organisation, der Dokumentation und der Auswertung entstehen, tragen nach wie vor die Auftraggeber der Anwendungsbeobachtung [10].
Wie alle bisher besprochenen Studienarten müssen auch Anwendungsbeobachtungen methodischen Kriterien entsprechen, um valide Ergebnisse zu liefern. Hier sollten insbesondere folgende Kriterien erfüllt sein:

- Die Durchführung einer Anwendungsbeobachtung muss wissenschaftlich motiviert sein.
- Bei der Erstellung der Befunddokumentation ist der derzeit geltende wissenschaftliche Kenntnisstand zur beobachteten Krankheit, dem zu untersuchenden Arzneimittel und der zu verwendenden medizinischen und biometrischen Methodik zu berücksichtigen. Der Inhalt der Dokumentationsbögen muss zielführend sein. Der Beobachtungszeitraum muss festgelegt sein.
- Der Leiter einer Anwendungsbeobachtung muss eine medizinisch-wissenschaftliche Qualifikation aufweisen.
- Sowohl die Anleitung der beteiligten Ärzte als auch die Aussendung und der Rücklauf der Dokumentationsbögen muss methodisch begleitet sein.
- Wird eine Änderung der Risiko-Nutzen-Relation eines Arzneimittels aufgrund der Beobachtungsergebnisse notwendig, ist dies dem Leiter der Studie sofort mitzuteilen.
- Eine Beobachtungsstudie mit wissenschaftlichem Anspruch bedarf eines abschließenden Berichtes einschließlich klinischer Bewertung der Ergebnisse für die Praxis.

Dennoch bleibt die Gefahr, dass Anwendungsbeobachtungen nicht aus wissenschaftlichem Interesse, sondern eher aufgrund von Marketing-Aspekten initiiert werden. Hierzu zählt die Umgehung der eingeschränkten Abgabe von Arzneimittelmustern mit Hilfe von Anwendungsbeobachtungen oder der Missbrauch der gewonnenen Informationen durch Marketing und PR der Pharmahersteller. Um die Aussagekraft der Beobachtungsstudie zu steigern, sind erhebliche Anstrengungen erforderlich. Die Größe der Patientengruppe, eine repräsentative Auswahl der Ärzte, eine einwandfreie und vollständige Dokumentation, und nicht zuletzt ein von den behandelnden Ärzten repräsentativ ausgewähltes Patientenkollektiv bestimmen über die Validität der Studienergebnisse [10].

> **Bewertung**
> Bei der Anwendungsbeobachtung werden weder die therapeutischen noch die diagnostischen ärztlichen Maßnahmen vorgeschrieben, die mit dem Einsatz des zu untersuchenden Arzneimittels einhergehen können. Lediglich die Beobachtungszeit und die Dokumentationsmethodik werden vorher erarbeitet und sind dann für den gesamten Studienzeitraum bindend. Damit ist für die Brauchbarkeit der Untersuchungsdaten von besonderer Bedeutung, mit welcher Sorgfalt und Ernsthaftigkeit die beteiligten Ärzte den standardisierten und für alle Beteiligten einheitlichen Dokumentationsrahmen ausfüllen. Die Qualität einer Anwendungsbeobachtung ist fragwürdig, wenn von Seiten der Pharmareferenten die Beteiligung eines nahegelegenen Arztes an einer geplanten Anwendungsbeobachtung signalisiert wird, das Arzneimittel, dessen Anwendung dokumentiert werden soll, aber in der Folgezeit mangels Verschreibung nicht von der Apotheke beliefert wird. Die Aussagekraft einer Anwendungsbeobachtung steigt mit der Anzahl beobachteter Patienten und mit der Vollständigkeit der Dokumentation (Basisdokumentation bzw. Anamnesebericht plus Verlaufsdokumentation plus Abschlussuntersuchung und -bericht).
> Anwendungsbeobachtungen eignen sich zur Generierung von Hypothesen, nicht zu deren Überprüfung oder aber zum Nachweis der klinischen Wirksamkeit. Werden also innerhalb von Anwendungsbeobachtungen neuartige Wirkungen eines Arzneimittels dokumentiert, können diese Beobachtungen nicht als Wirksamkeitsnachweis herangezogen werden. Hierzu sind kontrollierte klinische Studien erforderlich, wie sie oben beschrieben sind. Wirklich gut geplante Anwendungsbeobachtungen sind selten [10].

Tab. 4.1 Hierarchie wissenschaftlicher Evidenz [nach 1]

Stufe	Evidenz Typ
Ia	Evidenz aufgrund von Metaanalysen randomisierter kontrollierter Studien (RCTs)
Ib	Evidenz aufgrund mindestens einer randomisierten, kontrollierten Studie
IIa	Evidenz aufgrund mindestens einer gut angelegten kontrollierten Studie ohne Randomisierung
IIb	Evidenz aufgrund mindestens einer gut angelegten quasi-experimentellen Studie (z. B. Kohortenstudie)
III	Evidenz aufgrund gut angelegter, nicht experimenteller deskriptiver Studien (z. B. Vergleichsstudien, Fall-Kontrollstudien)
IV	Evidenz aufgrund von Einzelfallberichten (case reports), Meinungen von Expertenkreisen, Konsensuskonferenzen und/oder klinischer Erfahrung anerkannter Autoritäten

Zusammenfassung

Das Studiendesign bestimmt die Aussagekraft der Ergebnisse einer klinischen Untersuchung. Für die Beantwortung klinischer Fragestellung insbesondere therapeutischer Interventionen wurde im Zusammenhang mit der Diskussion um Evidenz-basierte Medizin eine Hierarchie wissenschaftlicher Evidenz festgelegt, die sich aus den verschiedenen Studiendesigns ergibt (siehe Tab. 4.1).

Literaturhinweise

[1] Ärztliche Zentralstelle Qualitätssicherung: Leitlinien-In-Fo Band 1 der Schriftenreihe ÄZQ, Zuckschwerdt Verlag München, New York 1998
[2] Gesetz über den Verkehr mit Arzneimitteln (AMG) in der Fassung des Gesetzes zur Neuordnung des Arzneimittelrechts vom 24.08.1976, zuletzt geändert durch das 8. Gesetz zur Änderung des Arzneimittelgesetzes vom 11.09.1998, veröffentlicht im Bundesgesetzblatt § 67, Abs. 6
[3] Greenhalgh T: How to read a paper: Getting your bearings (deciding what the paper is about), BMJ 315 (1997): 243–246
[4] Kreienbrock L, Schach S: Querschnittsstudien in: Kreienbrock L, Schach S: Biometrie – Epidemiologische Methoden, Gustav Fischer Stuttgart Jena, New York 1995, 74–75
[5] Mazur D; Schug B; Elze M: Planung, Durchführung und Auswertung klinischer Studien in: Hrsg: Jaehde U, Radziwill R, Mühlebach S, Schunack W, Lehrbuch der klinischen Pharmazie, Wissenschaftliche Verlagsgesellschaft Stuttgart 1998, 115–137
[6] Trampisch HJ, Windeler J: Querschnittsstudien in: Medizinische Statistik 2. Auflage, Springer Verlag Berlin, Heidelberg, New York 2000, 24–28
[7] Trampisch HJ, Windeler J: Fall-Kontroll-Studien in: Medizinische Statistik 2. Auflage, Springer Verlag Berlin, Heidelberg, New York 2000, 30–33
[8] Trampisch HJ, Windeler J: Zur Problematik nicht-experimenteller Studien in: Medizinische Statistik 2. Auflage, Springer Verlag Berlin, Heidelberg, New York 2000, 35–36
[9] Überla K, Rienhoff O, Victor N: Kohorten-Studie in: Medizinische Informatik und Statistik – Arzneimittelforschung nach der Zulassung, Springer Verlag Berlin, Heidelberg, New York 1991, 29–35
[10] Überla K, Rienhoff O, Victor N: Anwendungsbeobachtungen in Medizinische Informatik und Statistik – Arzneimittelforschung nach der Zulassung, Springer Verlag Berlin, Heidelberg, New York 1991, 42–52

REPETITORIUM

Aufgabe 1
Nennen Sie Vor- und Nachteile der randomisierten Untersuchung. Warum gilt diese Studienart als Goldstandard für den Wirksamkeitsnachweis eines Arzneimittels?

Aufgabe 2
Vergegenwärtigen Sie sich den Unterschied zwischen Randomisierung und Verblindung einer Untersuchung. Warum ist ein Einsatz dieser methodischen Parameter sinnvoll? Welche Auswirkungen kann ein Verzicht auf eine der beiden Methoden auf die Ergebnisse einer Untersuchung haben?

Aufgabe 3
Bei welchen klinischen Fragestellungen kann auf eine Randomisierung verzichtet werden?

Aufgabe 4
Bei welchen klinischen Fragestellungen kann oder muss auf eine Verblindung verzichtet werden?

Aufgabe 5
Was versteht man unter Struktur- und was unter Beobachtungsgleichheit?

Aufgabe 6
Was versteht man unter Double-dummy-Technik? Was unter cross-over-design? Was sind einarmige Untersuchungen?

Aufgabe 7
Was ist bei der Planung einer Placebo-kontrollierten Untersuchung zu beachten?

Aufgabe 8
Benennen Sie die Gemeinsamkeiten einer Kohortenstudie und einer randomisierten Studie. Überlegen Sie sich klinische Fragestellungen, die mit Hilfe einer Kohortenstudie untersucht werden sollten. Wie heißen die klinischen Messgrößen einer Kohortenstudie?

Aufgabe 9
Nennen Sie die Unterschiede zwischen Kohortenstudie und Fall-Kontroll-Studie?

Aufgabe 10
Nennen Sie Vor- und Nachteile einer Fall-Kontroll-Studie. Überlegen Sie sich klinische Fragestellung, die mit Hilfe einer Fall-Kontroll-Studie untersucht werden müssen. Wie heißen die klinischen Messgrößen einer Fall-Kontroll-Studie?

Aufgabe 11
Was versteht man unter paarweisem Matching?

Aufgabe 12
Welchen Vorteil bietet der prospektive Studienansatz?

Repetitorium

Aufgabe 13
Was versteht man unter einer Querschnittsstudie?

Aufgabe 14
Was sind Anwendungsbeobachtungen. Zu welchem Zweck werden Anwendungsbeobachtungen durchgeführt? Was ist bei der Interpretation der Ergebnisse zu beachten?

Die Antworten zu den oben formulierten Fragen finden Sie im vorangegangenen Kapitel und im Glossar.

5. Was versteht man unter Evidenz-basierter Medizin?

Seit einigen Jahren wird – gegenüber dem angelsächsischen Sprachraum allerdings mit einer deutlichen Zeitverzögerung – der Begriff der Evidenz-basierten Medizin auch in der deutschsprachigen medizinischen Fachliteratur vor allem in der Diskussion um die Qualität der medizinischen Versorgung verwendet. Während sich in den verschiedenen Publikationsorganen der Ärzteschaft Editorials, Kolumnen oder Rubriken regelmäßig mit diesem Thema beschäftigen, sucht man in der pharmazeutischen Fachpresse bisher vergebens nach einem Diskussionsforum zu Evidenz-basierter Medizin. Was verbirgt sich hinter diesem Begriff? Wie sehr sind auch Pharmazeuten von der Entwicklung und der Integration der Ideen einer Evidenz-basierten Medizin in der täglichen Praxis betroffen?

5.1 STELLENWERT FÜR DIE APOTHEKE?

Evidenz-basierte Medizin hat – nach den Worten von David L. Sackett – zum Ziel, die individuellen Erfahrungen eines praktizierenden Arztes, eines Pharmazeuten oder jeder anderen Person, die therapeutisch tätig wird, mit der jeweils besten „externen" Evidenz aus wissenschaftlichen Studien zu kombinieren, um eine patientenorientierte effektive und sichere Therapie zu ermöglichen [2]. Unter individuellen Erfahrungen wird das Können und die Urteilskraft subsummiert, die eine therapeutisch tätige Person durch ihren medizinischen Alltag in Klinik und Praxis erwirbt. Externe Evidenz sind die Ergebnisse aus der klinischen Forschung – insbesondere der Patienten orientierten Forschung – mit hochwertigen Studien zur Genauigkeit diagnostischer Verfahren, zur Aussagekraft prognostischer Faktoren und zur Wirksamkeit und Sicherheit therapeutischer, rehabilitativer und präventiver Maßnahmen [4]. Damit fordern die Befürworter einer Evidenz-basierten Medizin ganz im Sinne des Patienten die Anwendung der effektivsten Verfahren, um das therapeutische Ziel zu erreichen und sowohl Lebensqualität als auch Lebensdauer des einzelnen Patienten zu optimieren.

Nach Sackett müsste sich demnach jede therapeutisch tätige Person beider Wissensbereiche – der individuellen Erfahrung und der klinischen Expertise – bedienen, um ein qualitativ hochwertiges therapeutisches Ergebnis zu erhalten. Und zwar aus folgendem Grund: Während bei der Entscheidungsfindung das Auslassen aktueller Forschungsergebnisse schnell zur Anwendung veralteter Methoden führen kann, birgt der alleinige Rückgriff auf klinische Ergebnisse die Gefahr einer Kochbuchmedizin, die die individuellen Belange des Patienten nicht mehr in die klinische Erwägung mit einbezieht. Die Gefahr, dass Ärzte, Apotheker oder andere therapeutisch tätige Personen sich sklavisch an ein wie auch immer geartetes Therapieformularium halten werden, ist in unserem Land, in dem Angriffe auf die Therapiefreiheit mit lautem Protest geahndet werden, jedoch recht gering. Die weitaus größere Gefahr für eine stabile und hohe Versorgungsqualität in der Medizin geht vielmehr von einem schleichenden Wissensverlust bzw. vom Erwerb bereits überalterten Wissens aus.

5.2 PROBLEM: INFORMATIONSEXPLOSION

Hierzu zunächst einige Fakten: Nach verschiedenen Untersuchungen existiert eine negative Korrelation zwischen Wissensstand und der Zeitspanne, die seit dem Abschluss der universitären Ausbildung vergangen ist (siehe Abb. 5.1) [3]. Diese Untersuchungen wurden an Medizinern vorgenommen, gelten aber sicherlich ebenso für jeden anderen Berufszweig.

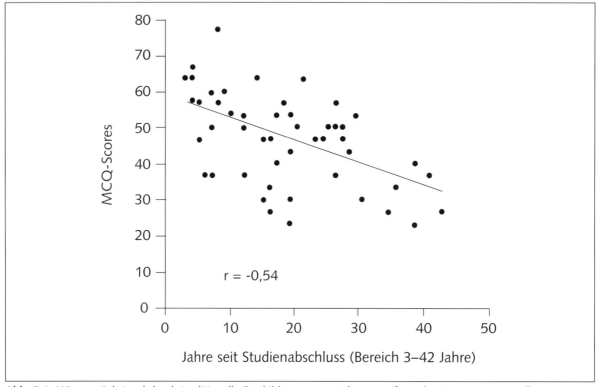

Abb. 5.1 Wissensrückstand durch traditionelle Fortbildungsveranstaltungen (frontal, mit genauen Handlungsanweisungen). Kenntnisse über Hypertonie – ermittelt über einen Wissensscore (MCQ-Score) – in Abhängigkeit vom Alter des Klinikers [nach 3]

Darüber hinaus zeigen Befragungen eine erschreckende Diskrepanz zwischen dem ärztlichen Anspruch aktueller medizinischer Kompetenz und der klinischen Wirklichkeit, nämlich der tatsächlich hierfür investierten Fortbildungsarbeit (siehe Tab. 5.1). Beispielsweise gaben klinisch tätige Assistenzärzte eine durchschnittliche Lesezeit von 10–90 Minuten pro Woche an, welche sie auf Patienten bezogene Fragestellungen investieren. 40 % der Befragten gaben sogar überhaupt keine Lesezeit an [3]. Dem stehen über 2 Millionen Originalstudien pro Jahr gegenüber, die in mehr als 10 000 medizinischen Fachzeitschriften publiziert werden. Um in einem Fachbereich wie der Inneren Medizin auf dem Laufenden zu bleiben, müsste man täglich 19 Artikel lesen [2]. Auch hier gibt es sicher keinen wesentlichen Unterschied zwischen Pharmazeuten und Medizinern.

Tab. 5.1 Durchschnittliche Lesezeit einer Woche zu patientenbezogenen klinischen Fragestellungen [nach 3]

Status Großbritannien	Status Deutschland	Bereich der durchschnittlichen Lesezeit (in Minuten)	KEINE Lesezeit in der vergangenen Woche (in %)
Medical students	Medizinstudenten	60–120	0
House Officers[a]	Arzt im Praktikum	0–20	bis zu 75
Senior House Officers	Assistenzarzt in Weiterbildung	10–30	bis zu 1
Registrars	Assistenzarzt (Facharzt)	10–90	bis zu 40
Senior Registrars	Oberarzt	10–45	bis zu 15
Consultants graduating since 1975	Abteilungsleiter/ Chefarzt Abschluss seit 1975	15–60	bis zu 30
Consultants graduating pre- 1975	Abteilungsleiter/ Chefarzt Abschluss vor 1975	10–45	bis zu 40

[a] House Officers in Großbritannien befinden sich im ersten Ausbildungsjahr nach dem medizinischen Examen (vergleichbar mit den AIPlern), Senior House Officers im zweiten bis vierten Jahr (vergleichbar den Assistenzärzten) und Registrars sowie Senior Registrars haben das Examen vor fünf und mehr Jahren abgelegt (vergleichbar mit dem Funktionsoberarzt und dem Oberarzt).

Aus dem oben Dargestellten ergibt sich ein zwingender Handlungsbedarf. Vertreter der Evidenz-basierten Medizin fordern daher die Veränderung der persönlichen Haltung jedes Einzelnen zur Fortbildung: Lernen ist als ein lebenslanger Prozess zu begreifen, der persönliches Engagement und die Fähigkeit zur Auseinandersetzung mit neuartigen Gegebenheiten und Diskussion derselben voraussetzt.

Nun stellt sich für jeden Betroffenen die Frage, wie man dieser Forderung nachkommen kann: Wie kann pharmazeutisches Arbeiten Evidenz-basiert gestaltet werden? Ist überhaupt genügend Zeit vorhanden, um im Bedarfsfall eine Literaturrecherche durchzuführen. Stehen die nötigen Ressourcen zur Verfügung? Welche Auswirkungen muss dies auf Fort- und Weiterbildung haben?

Auf die Frage, warum sie in entsprechenden Situationen keine klinisch relevanten Antworten finden konnten, gaben Kliniker an, dass ihnen vor allem die Zeit dazu fehle, auf dem neuesten Stand zu bleiben, andererseits die Lehrbücher veraltet seien und die Zeitschriften zu schlecht organisiert seien, um entsprechende Informationen liefern zu können.

Untersuchungen von Sackett zeigten aber, dass – wurde eine Evidenz-basierte Arbeit mehrheitlich und im Konsens beschlossen – auch klinisch tätige Ärzte die zur Literaturrecherche nötige Zeit aufbringen und gleichzeitig unabhängig vom Zeitraum ihrer klinischen Tätigkeit auf dem aktuellen Stand des Wissens bleiben konnten [2].

Hierzu müssen Strategien zur Literatursuche und zur Bewertung der dargestellten Ergebnisse erlernt werden. Anleitungen finden sich in den Kapiteln „Wie formuliert man eine klinische Fragestellung?" (siehe Kap. 6), „Literatursuche: Wo findet man was?" (siehe Kap. 7) und „Wie bewertet man klinische Studien?" (siehe Kap. 8). Darüber hinaus existieren hilfreiche Quellen, die es ermöglichen valide Informationen in aufgearbeiteter Form zu erhalten (siehe Kap.7.3.2). Hierzu zählen einige Fachzeitschriften (siehe Kap. 12) oder so genannte Journal Clubs (siehe Kap. 7), welche relevante und qualitativ hochwertige Untersuchungen zusammenfassen und durch unabhängige Gutachter kommentieren lassen.

5.3 COCHRANE COLLABORATION

Weiterhin wird ein ernsthafter weltweiter Ansatz, die therapeutische Arbeit in Klinik und Praxis gemäß den Kriterien der Evidenz-basierten Medizin zu ermöglichen und für eine breitere Masse aufzuarbeiten, durch die Arbeit der Cochrane Collaboration (CC) geboten. Die Collaboration ist ein freier Zusammenschluss von Ärzten und Gesundheitswissenschaftlern aus Klinik und Praxis sowie von Patienten, die in einem weltweiten Netzwerk zusammenarbeiten (siehe Abb. 5.2).

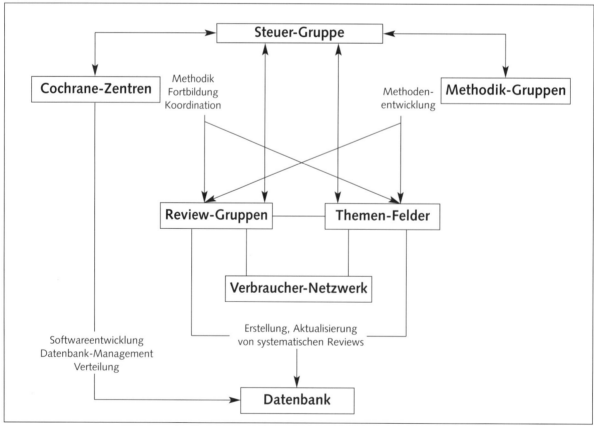

Abb. 5.2 Struktur der Cochrane Collaboration

Ziel der Collaboration ist es, für alle praxisrelevanten therapeutischen Fragestellungen hochwertige Übersichtsarbeiten (Reviews, siehe Kap. 7.3.2) zu verfassen und regelmäßig zu aktualisieren, um eine solide Wissensbasis für medizinische Entscheidungen bereitzustellen. Die Mitarbeiter folgen dabei den gemeinsam erarbeiteten Standards, Richtlinien und methodischen Qualitätsvorgaben. Gearbeitet wird in themenbezogenen Reviewgruppen, die für die exakte Formulierung der Fragestellung, die Recherche, Prüfung und Zusammenfassung relevanter Studienergebnisse verantwortlich sind. Die Gruppen arbeiten unabhängig und selbstorganisiert. Die Finanzierung ist lokal und eigenständig zu regeln [1]. Die Ergebnisse ihrer Arbeit veröffentlicht die Collaboration in einer quartalsweise aktualisierten Datenbank (Cochrane Library, siehe Kap. 7.3.4 und Kap. 12).

Bei der Verwendung hochwertiger Sekundär-Informationen kann ohne Qualitätsverlust ein großer Teil der anfallenden Literaturarbeit für den Einzelnen entfallen: Das Aufspüren relevanter Untersuchungen, die Bewertung der Qualität dieser Untersuchungen, die statistische Zusammenfassung der Einzelstudien und die Überprüfung des Ergebnisses auf Praxisrelevanz. Entsprechen die vorhandenen sekundären bzw. tertiären Quellen nicht den hohen Qualitätsanforderungen valider und seriöser Literatur, sind diese nicht geeignet, valide Schlussfolgerungen für die eigene Arbeit zu ziehen. In diesem Fall führt kein Weg an einem eigenständigen Studium der Primärliteratur vorbei. Die folgenden Kapitel sollen zeigen, wie man eine Literaturrecherche effektiv gestalten kann und was man bei der Suche nach relevanten und hochwertigen Informationen alles beachten muss.

Literaturhinweise
[1] Günther J. Antes G: Evidenz-basierte Medizin – Die Aufgaben der Cochrane Collaboration, DAZ 39 (1999): 3683–3690
[2] Sackett DL, Richardson WS, Rosenberg W, Haynes RB: Evidenz-basierte Medizin EBM Umsetzung und Vermittlung, Übers. Kunz R, Fritsche L, Zuckschwerdt Verlag Bern, Wien, New York 1996, 2–5
[3] Sackett DL, Richardson WS, Rosenberg W, Haynes RB: Evidenz-basierte Medizin EBM Umsetzung und Vermittlung, Übers. Kunz R, Fritsche L, Zuckschwerdt Verlag Bern, Wien, New York 1996, 7–9
[4] Sackett DL, Rosenberg WMC, Gray JAM, Haybes RB, Richards WS: Evidence-based medicine: what it is and what it isn't. BMJ 312 (1996): 71–72

6. Wie formuliert man eine klinische Fragestellung?

Mit jedem Kunden, der den HV-Raum betritt, stürzen eine Menge pharmakologischer, pharmakokinetischer oder auch galenischer Fragen auf Sie ein. Viele davon lassen sich aus ihrem persönlichen Erfahrungsschatz oder mit einem kurzen Blick in ein vorhandenes Nachschlagewerk beantworten. Einige jedoch erfordern eine intensive Suche nach geeigneten Antworten. Um nicht den Überblick zu verlieren, ist es notwendig, Strategien zu entwickeln, die eine effiziente Bearbeitung solcher Fragestellungen zulassen. Was sonst noch beachtet werden sollte, wie z. B. aus einem individuellen Suchkonzept eine teamübergreifende Arbeit und damit ein Benefit für die gesamte Apotheke werden kann, soll in einem anderen Kapitel besprochen werden (siehe Kap. 10).

Zu Beginn eines zielgerichteten Lernprozesses steht das Formulieren einer beantwortbaren Frage. Dabei sollte die Fragestellung eindeutig und kurz, aber dennoch umfassend genug sein, den gesamten Sachverhalt wiederzugeben, der erfragt werden soll. Kinder beispielsweise fragen in jeder Hinsicht zielorientiert. Sie wissen, was sie mit den Fragen erfahren wollen und formulieren den Inhalt dementsprechend präzise. Das hört sich dann möglicherweise so an:

Wann bekomme ich endlich Süßigkeiten?
Warum können wir nicht zum Mars fliegen?
Wann gehst Du mit mir ins Schwimmbad?
Wie kommen Kinder auf die Welt?
Wieso muss ich in die Schule gehen und du nicht?

Alle diese Fragen beinhalten drei Komponenten: Die Frage nach dem warum, die Person bzw. Personen, um die es geht bzw. die etwas tun sollen und die Sache bzw. der Umstand, weswegen die Frage überhaupt gestellt werden muss. Wer solche Fragen stellt, erhält auch eine Antwort.

Dies gilt im Übrigen auch bei der Formulierung klinischer Fragestellungen. Präzise formulierte klinische Fragestellungen sollten in der Regel vier Elemente enthalten [1]:

1. Das klinische Problem
2. Die Intervention
3. Die Vergleichsintervention
4. Die Zielgröße

Das Formulieren klinischer Fragestellungen muss geübt werden. Aber die Mühe lohnt sich. Durch die Anwendung präziser Fragestellungen ergeben sich zwei Vorteile: Sie werden erstens aufgrund der intensiven Auseinandersetzung mit dem Patienten und seiner Krankengeschichte häufiger und selbstverständlicher den Focus auf die tatsächlich patientenrelevanten Fragestellungen setzen.

Zweitens bietet Ihnen eine präzise Fragestellung die besten Voraussetzungen für eine mit Erfolg gekrönten Suche nach einer Antwort. Beides zusammen wird Sie in die Lage versetzen, sowohl für Patienten als auch für Fachkollegen eine problem- und damit kundenorientierte und kompetente Beratung durchzuführen.

In Ihrem Arbeitsumfeld werden Sie in der Regel mit therapeutischen Fragestellungen konfrontiert sein. Diese Problemstellungen werden sich mit der Wirksamkeit einer therapeutischen Intervention oder mit der Unbedenklichkeit einer Arzneimitteltherapie auseinandersetzen. In dem einen oder anderen Fall wird es auch mal um die Frage nach der Effizienz einer Anwendung gehen, d.h. ob sich für den Patienten Aufwand und Kosten lohnen. Neben Fragen zur Therapie können sich in einem Kundengespräch oder aber auch in einem Gespräch mit einem Fachkollegen Fragen zu klinischen Befunden, zur Ätiologie einer Erkrankung, zur Prognose einer Erkrankung, aber auch zur Prävention einer Erkrankung ergeben. In den seltensten Fällen werden diagnostische und differentialdiagnostische Problemstellungen auftreten. Daher werden wir uns in den folgenden Kapiteln besonders mit den therapeutischen Fragestellungen befassen.

Stellen Sie sich Folgendes vor:

Fallbeispiel 1

Eine langjährige Kundin mittleren Alters, sagen wir, sie ist 52 Jahre alt, betritt Ihre Apotheke. Seit ungefähr sieben Jahren nimmt die Patientin nach Ihrem Wissen ein kombiniertes Estrogen-Gestagen-Präparat ein, da sie damals erste Hitzewallungen und Schweißausbrüche beklagte. Sie erzählt Ihnen, dass sie seit kurzer Zeit ein weiteres Medikament einnimmt, welches ihr wegen leichter depressiver Verstimmungen verordnet wurde. Die Patientin klagt über Beschwerden wie Schläfrigkeit und häufige Übelkeit, die sie mit dem Medikament in Zusammenhang bringt. Auf Nachfragen erfahren Sie, dass es sich um ein niedrig dosiertes trizyklisches Antidepressivum (Amitriptylin) handelt. Die Patientin möchte das Präparat gern absetzen. Sie hat durch die Tagespresse von Johanniskraut-Präparaten erfahren und befragt Sie zu ihrer Meinung über diese Präparate.

Therapeutische Fragestellungen

Therapeutische Fragestellungen

Fallbeispiel 2

Die Mutter eines dreijährigen Jungen kommt in die Apotheke. Das Kind hat leichtes Fieber und klagt über Kopfschmerzen und Ohrenschmerzen. Der Kinderarzt hat eine akute Mittelohrentzündung diagnostiziert und ein gängiges Antibiotikum verordnet. Die Mutter fürchtet sich infolge der Antibiotikagabe vor hartnäckigen Magen-Darm-Beschwerden und Unruhe, die bei der letztmaligen Antibiotika-Anwendung vor einem dreiviertel Jahr bei dem Jungen aufgetreten waren. Darüber hinaus vertritt sie die Ansicht, dass das Antibiotikum der Entwicklung der körpereigenen Immunabwehr des Jungen schaden könnte. Sie möchte Ihre Meinung hören, ob sie denn das Antibiotikum überhaupt anwenden soll.

Therapeutische Fragestellungen

Fallbeispiel 3

Ein junger Mann, sagen wir, er ist 38, kommt zu Ihnen in die Apotheke und bittet Sie um Rat. Vor ungefähr vier Wochen war er zu einer Routine-Untersuchung bei seinem Hausarzt. Es wurden Blutbild, EKG und eine körperliche Untersuchung vorgenommen. Im Blutbild ergab sich eine Hypercholesterinämie (280mg/dl). Der Mann ist normalgewichtig und ernährt sich nach eigenen Aussagen „normal". Derzeit treibt er keinen Sport. Organische Beschwerden konnten keine festgestellt werden. Da sein Vater ein langjähriges Herzleiden hat, möchte er von Ihnen Möglichkeiten zur Prävention einer KHK erfahren.

Therapeutische Fragestellungen

Fallbeispiel 4

An einem schwülen und heißen Sommertag betritt eine langjährige Patientin die Offizin. Sie beklagt sich über die Kompressionsstrümpfe, die sie wegen einer venösen Insuffizienz bereits seit 2 Jahren trägt. Die Patientin ist übergewichtig. Sie bittet um Rat, da sie für die warme Jahreszeit die Kompressionstrümpfe gegen eine Rosskastanienzubereitung austauschen möchte. Von einer Freundin, welche selbst mit großer Zufriedenheit eine orale Rosskastanien-Zubereitung gegen „schwere Beine" anwendet, hat sie von diesen Präparaten gehört.

Therapeutische Fragestellungen

Fallbeispiel 5

Ein Herr mittleren Alters, den Sie bereits seit 20 Jahren als Kunde in Ihrer Apotheke betreuen, wird seit mehreren Jahren wegen eines erhöhten Blutdrucks und erhöhter Gesamtcholesterin-Blutwerte behandelt. Darüber hinaus leidet er an einem Typ II Diabetes, welcher derzeit mit Sulfonylharnstoffen behandelt wird. Nach Aussagen des Patienten sind Blutdruck und Blutzucker gut eingestellt. Der Herr hat eine untersetzte Figur. Er möchte sich bei Ihnen über den Nutzen einer Vitamin E-Prophylaxe zum Schutz vor einem Herzinfarkt erkundigen.

Therapeutische Fragestellungen

THERAPEUTISCHE FRAGESTELLUNGEN

AUFGABEN

Aufgabe 1

Formulieren Sie bitte für jedes Fallbeispiel mindestens drei mögliche klinische Fragestellungen.

Aufgabe 2

Notieren Sie sich diese Fragestellungen. Im weiteren Verlauf werden wir darauf zurückkommen.

Aufgabe 3

Vergleichen Sie die von Ihnen formulierten Fragestellungen mit denen im Anhang angegebenen Beispielen.

Literaturhinweise
[1] Sackett DL, Richardson WS, Rosenberg W, Haynes RB: Evidenz-basierte Medizin – EBM-Umsetzung und -Vermittlung, Übers. Kunz R, Fritsche L, Zuckschwerdt Verlag Bern, Wien, New York 1996, 19–30

7. LITERATURSUCHE: WO FINDET MAN WAS?

Im letzten Kapitel haben Sie gelernt, wie ein klinisches Problem in eine beantwortbare Fragestellung verpackt werden muss. Der nächste Schritt auf der Suche nach einer validen Antwort ist die strukturierte Suche nach geeigneten Informationsquellen. Im Folgenden sollen die verschiedenen Informationsquellen und die Untiefen einer solchen Literatursuche näher beleuchtet werden.

Informationen zu medizinischen oder pharmazeutischen Fragestellungen lassen sich in vielen verschiedenen Medien finden. In der Regel werden zunächst schnell verfügbare Quellen angezapft und dort nach möglichen Antworten gefahndet. Dies können z. B. pharmakologische Fachbücher sein (siehe Kap. 7.3.3), die sich in der Apotheke befinden, oder archivierte Fachzeitschriften und eventuell eine systematische Ablage gesammelter Fachinformationen oder einzelner Artikel (siehe Kap. 7.3.1 und Kap. 7.3.2).
Die Wahrscheinlichkeit, im eigenen Archiv fündig zu werden, sinkt allerdings mit der Aktualität der Fragestellung. Werden neuere klinische Studienergebnisse erfragt, bedarf es einer möglichst aktuellen Literaturquelle. Um die jeweils beste verfügbare Evidenz zu einem kontrovers diskutierten klinischen Problem im Sinne der Evidenz-basierten Medizin herauszufinden, benötigt man den Zugriff auf möglichst valide und ständig aktualisierte Informationsquellen. Internet und Datenbanken wie Medline oder Embase gewinnen daher an Bedeutung und werden in Zukunft auch den Apothekenalltag beeinflussen (siehe Kap. 7.3.4).

Aber auch die über Jahre gewachsene Literaturdokumentation hat durchaus ihren Platz als Quelle für wertvolle Informationen. Ältere und meist überholte Wirkprinzipien werden gerade im OTC-Bereich gerne mit strategischem Marketing in den Markt gebracht. Nicht selten kann man zu diesen Themen in der älteren Fachliteratur oder im apothekeneigenen Literaturarchiv fündig werden, wohingegen die hochmodernen Datenbanken eher wenig Information liefern.

Ob Sie in ihrer Apotheke direkt Informationen aufspüren können, hängt somit von der Sortierung Ihrer Bibliothek und den Zugriffsmöglichkeiten auf neue Medien ab. Die Apothekenbetriebsordnung beschreibt zwar in ihrer neuesten Fassung Information und Beratung als pharmazeutische Tätigkeit und fordert im Zuge dessen das Vorhandensein von wissenschaftlichen Hilfsmitteln, lässt aber darüber hinaus einen weiten Raum, welche Materialien, welche Hilfsmittel ausgewählt und dem Personal zur Verfügung gestellt werden [19].

7.1 WISSENSCHAFTLICHE LITERATUR: WAS IST DAS?

Die wissenschaftliche Literatur lässt sich in Primärliteratur, Sekundärliteratur und Tertiärliteratur einteilen. Während in der Primärliteratur die Ergebnisse klinischer Studien in Einzelartikeln vorgestellt werden, greift die Sekundärliteratur diese Ergebnisse auf oder fasst die Ergebnisse verschiedener Studien mit ähnlicher Fragestellung zusammen und liefert einen Kommentar bzw.

Tab. 7.1 Merkmale verschiedener Quellen wissenschaftlicher Literatur (↓ = geringes Merkmal; ↑ = deutliches Merkmal)

	Primärliteratur	Sekundärliteratur	Tertiärliteratur
Aktualität der Information	↑↑↑	↑–↑↑	↑–↓
Kommentierung zur internen Validität	↓	↑–↑↑↑	↑
Übersicht über die Thematik	↓	↑	↑↑↑

eine Bewertung in Hinblick auf den therapeutischen Nutzen. Primär- und Sekundärliteratur enthalten hochaktuelle Informationen. Sie liegen daher entweder in maschinenlesbarer Form als CD-Rom oder im Internet vor oder können in Printversion als Periodikum regelmäßig erworben werden. In der Tertiärliteratur werden dagegen gesicherte wissenschaftliche Erkenntnisse in Form von Fachbüchern oder Nachschlagewerken zusammengefasst. Der Produktionsprozess solcher „Standardwerke" nimmt selbst lange Zeit in Anspruch, so dass bereits bei Drucklegung einzelne Bereiche oder Aussagen überholt sind. Überarbeitete Versionen bzw. neue Auflagen werden erst nach mehreren Jahren veröffentlicht. Es liegt auf der Hand, dass diese Quellen nicht den Anspruch an Aktualität der Informationen im Sinne von Evidenz-basierte Medizin genügen können. Andererseits erfüllen sie die Erwartung des Anwenders, Basisinformationen zu erhalten und ein Themengebiet kompakt und systematisch aufgearbeitet präsentiert zu sehen.

Begeben Sie sich auf die Suche nach geeigneten Informationen für eine klinische Fragestellung, so ist es von Bedeutung, dass Sie die Ihnen zur Verfügung stehenden Quellen auf Informationsgehalt und Aktualität einschätzen können (siehe Tab. 7.1)

7.2 SERIOSITÄT VON INFORMATIONEN

Glaubt man dem Fremdwörterbuch so sollten seriöse Informationsquellen aufrichtige, ehrliche, ernste, ernsthafte, ernst gemeinte und anständige Informationen enthalten. Leider gibt es keine Bewertungs- und Prüfungsstelle für die Seriosität von Printmedien und anderen Medien. Nichtsdestotrotz existiert eine Reihe von Indizien, an Hand derer man seriöse und weniger seriöse Informationsquellen erkennen kann.

Unabhängigkeit von wirtschaftlichen Interessen

Hier genügt es natürlich nicht, alleine die Unabhängigkeit im Namen zu tragen. Indizien für eine unabhängige Berichterstattung oder einen unabhängigen Informationstransfer ist das Fehlen von Werbung. Die Anzahl der Werbeseiten in einem Printmedium gibt Auskunft darüber, mit welchem Anteil Fremdgelder am Erscheinen der Zeitschrift beteiligt sind. Die Produkte der Firma, die

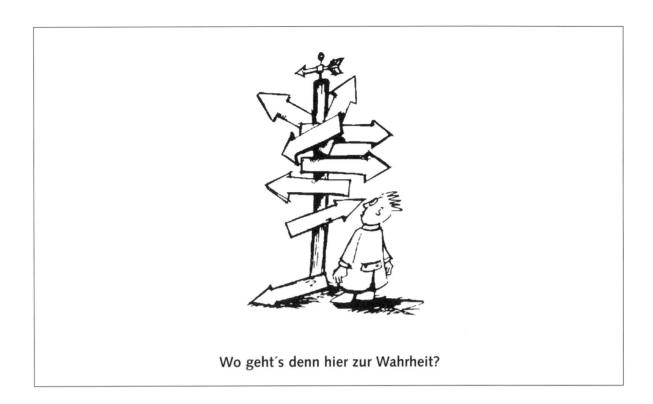

Wo geht's denn hier zur Wahrheit?

ein hohes Kontingent an Werbeflächen in einer Fachzeitung hält, werden kaum kritisch bewertet werden können, ohne die Gefahr einzugehen, diesen Anzeigenkunden zu verlieren. Da wissenschaftlicher Purismus in den meisten Fällen nicht mit der Realität in Einklang zu bringen ist, sollten zumindest folgende Bedingungen erfüllt sein:

- Keine Vermischung von redaktionellem Text und Werbung, die sich in irgendeiner Form auf den Text bezieht.
- Eigene Paginierung des redaktionellen Teils, so dass es bei der Archivierung leicht ist, den Werbeteil aus der Zeitschrift zu entfernen.
- Das Layout des redaktionellen Textes sollte sich in jedem Fall von dem der Anzeigen unterscheiden. Anzeigen, die das Layout einer Zeitschrift kopieren und sich nur durch kleine Hinweise am Seitenrand als Werbung zu erkennen geben, sollen den Leser verführen, die Information als wissenschaftlich fundiert zu verinnerlichen.

Darüber hinaus sollte man sich die Frage stellen, woher die Zeitschrift bzw. die Informationsschrift stammt. Ist sie kostenlos zugestellt worden? Oder haben Sie das Material explizit angefordert? Kostenlose Printmedien werden meist ausschließlich über Werbung finanziert, unaufgefordert zugestellte Broschüren der Firmen transportieren die Firmenmeinung. Dass es auch mit weniger Werbung geht, beweisen einzelne Fachzeitschriften (siehe Kap. 12). Wer die Wahl hat, sollte Zeitschriften abonnieren, die dem Anspruch der Unabhängigkeit gerecht werden können, auch wenn diese auf den ersten Blick teurer erscheinen. Belohnt wird man mit praxisrelevanten, fachlich fundierten Informationen, deren Archivierung sich auch für die Zukunft auszahlt.

Wissenschaftlichkeit

Besitzt eine Zeitschrift einen ernst gemeinten (im Sinne von seriösem) Wissenschaftsanspruch, erkennt man dies an folgenden Kriterien:

- Vorhandensein eines wissenschaftlichen Beirates. Ob es einen solchen Beirat gibt oder nicht und wer dazuzählt, lässt sich im Impressum von Zeitschriften nachlesen.
- Verwendung eines Begutachtungssystems für eingereichte Artikel. Der oder besser die Gutachter sollten unabhängig sein, demnach in keiner Weise von der Veröffentlichung oder der Nicht-Veröffentlichung eines Artikels profitieren. Die Gutachter dürfen nicht in die Organisationsstruktur des Verlages eingebunden sein. Im besten Fall leistet sich eine Fachzeitschrift ein so genanntes Peer-Review (siehe Kap. 7.3).
- Allen veröffentlichten Artikeln hängt ein ausführliches Literaturverzeichnis an, welches die Quellen der dargestellten Meinungen und Ergebnisse nennt.
- Darüber hinaus ist darauf zu achten, dass alle innerhalb des Artikels verwendeten Darstellungen sich auf den Untersuchungsgegenstand beziehen und darüber hinaus über Legenden verfügen, welche die Darstellung eindeutig beschreiben. Fehlen diese Informationen, wird mit dem Inhalt meist eine weniger seriöse Intention verfolgt [8,16].

Tab. 7.2 Printmedien und elektronische Medien im Überblick

	Primärliteratur	Sekundärliteratur	Tertiärliteratur
Printmedien	Fachzeitschriften mit Originalarbeiten	Reviews	Lehrbücher
		Metaanalysen	Nachschlagewerke
		Journal Clubs	
		Fachzeitschriften	
		Fachinformationen	
		Monographien	
Elektronische Medien			
Internet	Originalarbeiten in Volltextversion	Fachzeitschriften in Volltextversion	Homepages von Fachgesellschaften, Herstellern etc.
Datenbanken	Originalarbeiten als Abstract plus Standort	Reviews als Abstract plus Standort	Nachschlagewerke auf CD-Rom oder Online

7.3 KRITISCHE BEWERTUNG VON INFORMATIONSQUELLEN

7.3.1 PRIMÄRLITERATUR

Printmedien versus Elektronische Medien/Internet

Derzeit werden die meisten wissenschaftlichen Ergebnisse noch in gedruckter Form in einer Fachzeitschrift veröffentlicht. Eine große Zahl von Artikeln erscheint in englischer Sprache, um die Studieninhalte einem größeren Publikum zugänglich zu machen. Daneben gibt es eine Vielzahl von Fachartikeln, die ausschließlich in der Landessprache publiziert wurden. Momentan werden pro Jahr über 2 Millionen Artikel in medizinischen Fachzeitschriften publiziert. Um hier eine effektive Literatursuche zu ermöglichen, stehen Datenbanken zur Verfügung, die wissenschaftliche Studienberichte als Abstracts (inhaltliche Zusammenfassungen der Studie) zusammen mit der genauen Quellenangabe speichern und entweder auf CD-ROM (siehe: Datenbanken, Kap. 7.3.4) oder über das Internet (siehe: Internet, Kap. 7.3.4) zur Verfügung stellen. Die bedeutendste Datenbank derzeit ist MEDLINE. Über eine geeignete Suchstrategie können die Zusammenfassungen von Studienberichten und die genauen Quellenangaben eingesehen werden. Um die Aussagekraft einer Untersuchung beurteilen zu können, muss diese jedoch im vollständigen Wortlaut gelesen werden. Hierzu müssen die gewünschten Untersuchungen direkt in einer virtuellen Bibliothek angefordert (hier gibt es Angebote über Internetbibliotheken, die die gewünschten Studien per Mail oder Fax zusenden (subito!; http://www.subito-doc.de)), über das DIMDI oder selbst in einer Universitätsbibliothek beschafft werden. Datenbank-Recherchen bieten demnach nur die Möglichkeit, sich Zugang zum genauen Standort der gewünschten Informationen zu verschaffen. Sie sind kein Ersatz für das Lesen der vollständigen Publikation.

Trotz der führenden Rolle der Printmedien für die Erstveröffentlichung wissenschaftlicher Ergebnisse wächst der Anteil der über die Fachseiten im Internet publizierten Studien kontinuierlich an. Diese sind häufiger in Volltext-Version verfügbar. Wer sich auf die Suche nach Basisinformationen aus klinischen Studien macht, muss sich wohl oder übel auch in diesen Dschungel elektronisch verfügbarer Informationen begeben (siehe Tab. 7.2).

Fachzeitschriften, die Originalarbeiten veröffentlichen

Täglich werden Ergebnisse produziert, die in Form von Artikeln, Abstracts, Postern oder Kongressbeiträgen veröffentlicht werden. Allein die Zahl der medizinischen Fachzeitschriften, die Erstveröffentlichungen publizieren, wird weltweit auf über 10000 geschätzt. Wie soll nun entschieden werden, welche Zeitschrift etwas taugt, und welche eher mit Argwohn begutachtet werden sollte (siehe Kap. 7.2)? Wissenschaftlich anerkannte Zeitschriften arbeiten meist mit dem so genannten Peer-Review. Hierbei werden zwei unabhängige Gutachter des entsprechenden Fachgebietes um die Durchsicht eines eingereichten Artikels gebeten. Die Gutachter entscheiden getrennt voneinander nach mehr oder weniger vorgegebenen Kriterien, ob die vorgelegte Arbeit einen wissenschaftlichen Wert besitzt und ob sie veröffentlicht werden sollte. Gehen die Meinungen der Gutachter auseinander, wird ein Konsens erarbeitet und die Arbeit entweder ganz abgelehnt, zur Korrektur zurückgeschickt oder in der vorgelegten Version akzeptiert und veröffentlicht. Gute Zeitschriften geben in jeder Ausgabe eine Beschreibung über die Art und Weise des Begutachtungssystems. Das Peer-Review soll vermeiden, dass Fehler in Arbeiten übersehen werden und gewährleisten, dass insgesamt die Qualität der Veröffentlichungen möglichst hoch bleibt. Allerdings kann ein solches Verfahren nur so gut sein, wie die Qualitätsrichtlinien, die an die vorgelegten Arbeiten angelegt werden. Aus diesem Grund haben sich verschiedene angesehene Fachzeitschriften dem Consort Statement (siehe Kap. 3) angeschlossen, welches für eingereichte Arbeiten einen respektablen Katalog von Qualitätskriterien vorschreibt, die vor einer Veröffentlichung erfüllt werden müssen.

> **Bewertung**
> Nach den Vorstellungen der klassischen Evidenz-basierten Medizin ist ein Literaturstudium von Originalarbeiten die Grundlage jeder Entscheidungsfindung. Diese bieten Informationen aus erster Hand, sind aktuell und können gemäß den (siehe Kap. 8.3) Qualitätsrichtlinien für Studienberichte bzw. für Übersichtsarbeiten auf Validität geprüft werden. Da leider nur die wenigsten relevanten Artikel in deutscher Sprache verfasst sind, bedeutet dies, dass man sich mit der englischen Fachsprache auseinander setzen muss. Da diese – im Vergleich zur Literatur – festgelegten Regeln folgt, ist es mit einiger Übung auch Anfängern möglich, Studien im Originaltext zu lesen und den Inhalt zu erfassen. Will man die Grundsätze der Evidenz-basierten Medizin in der Apotheke anwenden und selbstständig Arzneimittelbewertungen vornehmen, müssen auch Pharmazeuten die Berührungsängste mit der Originalliteratur überwinden.

7.3.2 SEKUNDÄRLITERATUR

Reviews: Narrative Übersichtsarbeiten

Reviews sind Artikel, welche die Ergebnisse verschiedener Studien zu einem bestimmten Thema, beispielsweise zur Frage des therapeutischen Nutzens einer postmenopausalen Hormonersatztherapie für die Prophylaxe einer Osteoporose, zusammenführen und diskutieren. Viele, wenn nicht sogar die meisten der derzeit veröffentlichten Reviews besitzen einen eher narrativen journalistischen Stil. Der Verfasser nutzt in der Regel keine reproduzierbare Methodik bei der Literaturrecherche und bei der Zusammenführung der Ergebnisse (Selektionbias, siehe Tab. 7.3). Die wertende Zusammenfassung erhält ihr Gewicht durch die klinische Erfahrung des Verfassers und dessen Stellenwert als Experte und Meinungsbildner in der wissenschaftlichen Fachwelt. Die Folge ist in vielen Fällen eine selektive Auswahl der verfügbaren Artikel, so dass Veröffentlichungen, die die Meinung des Autors nicht widerspiegeln im Review auch keine Erwähnung finden (Zitierbias, siehe Tab. 7.3). Ein bekanntes Beispiel dieser Art ist der Versuch des Nobelpreisträgers Linus Pauling, seine Theorie, dass eine hochdosierte Vitamin C-Gabe Lebenserwartung und Lebensqualität verbessern kann, mit Hilfe wissenschaftlicher Literatur zu belegen. Statt einen Überblick über die gesamte Literatur auf diesem Gebiet zu erarbeiten, begnügte sich Pauling damit, die Studien als klinische Beweise seiner Theorie anzuführen, die mit entsprechenden Ergebnissen aufwarten konnten. Die Studien, die dagegen zum Schluss kamen, dass die Behandlung mit Vitamin C keinen Benefit aufweist, waren nicht erwähnt [18]. Es scheint so zu sein, dass Fachleuten, die sich seit Jahren mit einem Thema konzentriert auseinandersetzen, eine objektive Zusammenfassung der Literatur zu einem Thema ihres Fachgebietes weniger gut gelingt als relativen Laien. Dies hat leider häufig zur Konsequenz, dass die in einem narrativen Review wiedergegebene Expertenmeinung sich von den Ergebnissen eines systematischen Reviews unterscheidet.

Bewertung
Fehlen Angaben zur Methodik der Literaturrecherche und der Ergebnisauswertung der Einzelstudien, sind die zusammenfassenden Aussagen und Bewertungen eines narrativen Reviews für eine klinische Entscheidungsfindung von untergeordnetem Interesse. Ist man nicht gewillt, der dargestellten Meinung blind zu folgen, wird man nicht umhin kommen, nach Reviews mit höherer Validität (siehe systematische Reviews) zu forschen oder eigenständig ein tiefergehendes Literaturstudium aufzunehmen. Hierzu kann dann auch das Literaturregister eines narrativen Reviews hilfreich sein.

Systematische Reviews

Bei systematischen Reviews (Cochrane Library (Clib, CD-ROM, siehe Kap. 12.2) handelt es sich um einen Überblick über die gesamte zu einer klinischen Fragestellung verfügbare Literatur, welcher mit einer klaren und reproduzierbaren Methodik erarbeitet wird. Das methodische Vorgehen bei der Erstellung eines systematischen Reviews ähnelt der Methodik einer kontrollierten klinischen Studie: Zu Beginn der Review-Erstellung wird eine beantwortbare klinische Fragestellung formuliert. Steht diese fest, werden alle Anstrengungen unternommen, sämtliche verfügbaren Originalstudien zur Beantwortung der Fragestellung aufzuspüren. Das methodische Vorgehen der Literatursuche muss dokumentiert werden, um zu einem späteren Zeitpunkt eine Bewertung der Vollständigkeit der Literaturliste zu ermöglichen. Hierzu zählt die genaue Angabe zu Keywords, den benutzten Datenbanken, dem Handsearching (beispielsweise das händische Durchsuchen nationaler Fachzeitschriften), sowie den direkten Kontakt zu den Erstautoren (beispielsweise zur Beantwortung offener Fragen bzw. zur Ermittelung nicht-veröffentlichter Studien). Nach Beendigung der Literatursuche werden anhand festgelegter Ein- und Ausschlusskriterien durch zwei unabhängig arbeitende Gutachter die eruierten Studien bewertet und selektiert, vergleichbar mit dem Vorgehen beim Peer-Review. Die in das Review aufgenommenen Untersuchungen werden referiert. Ihre Ergebnisse können mit Hilfe statistischer Methoden zusammengefasst werden. Wird eine solche Zusammenfassung vorgenommen, spricht man von einer Metaanalyse. Im besten Fall werden für systematische Reviews regelmäßig Updates erarbeitet, um auch neuere Erkenntnisse einfließen zu lassen.

Die Erarbeitung solcher systematischer Reviews für alle Fachgebiete mit Hilfe einer reproduzierbaren und transparenten Methodik hat sich die Cochrane Collaboration zum Ziel gemacht (siehe Kap. 5.3). Die Ergebnisse ihrer Arbeit werden in einer Datenbank, der Cochrane Library gesammelt, welche als CD-ROM Version oder über Internet verfügbar ist (siehe Kap. 12). Die Datenbanksprache ist englisch.

Ähnlich wie bei klinischen Untersuchungen müssen auch beim Verfassen von systematischen Reviews unterschiedliche Ursachen systematischer Verzerrung (➪ Bias) beachtet werden (siehe Tab. 7.3). Beispielsweise werden oft nur die Studien veröffentlicht, die das „gewünschte" Ergebnis transportieren. Insbesondere von Pharmafirmen gesponserte Untersuchungen werden so nach ihrem Inhalt selektiert und zurückgehalten, wenn keine signifikanten Ergebnisse erbracht werden konnten oder die Ergebnisse den Firmeninteressen entgegenstehen. Andererseits werden zur Veröffentlichung eingereichte Artikel mit größerer Wahrscheinlichkeit zum Abdruck in einer Fachzeitschrift akzeptiert, wenn „signifikante" Wirkungen nachgewiesen werden konnten (Publikationsbias, siehe Tab. 7.3). „Nicht signifikante" Ergebnisse sind für die wissenschaftliche Erkenntnis aber ebenso wichtig wie signifikante Ergebnisse, da zur objektiven Beurteilung der Wirksamkeit einer therapeutischen Maßnahme die Ergebnisse möglichst aller Untersuchungen eingesehen und zusammengefasst werden müssen. Ansonsten ergibt sich ein relativer Überhang positiver Ergebnisse und damit einhergehend eine Überbewertung der Wirksamkeit einer therapeutischen Intervention.

Darüber hinaus müssen unbedingt auch nationale Fachzeitschriften berücksichtigt werden, welche Berichte kontrollierter klinischer Studien veröffentlichen, die nicht in englischer Sprache publiziert werden. Die Cochrane Collaboration begegnet diesem denkbaren Sprachbias (siehe Tab. 7.3) mit einem weltweit systematisierten Handsearching, mit welchem nationale Fachzeitschriften nach kontrollierten Studien für die verschiedenen Fachgebiete durchforstet werden. Die international zusammengesetzten Review-Gruppen haben somit Zugang zu einer Vielzahl von Untersuchungen, welche in Datenbanken wie Medline aufgrund ihrer „nicht-englischen" Publikationssprache keine Indexierung besitzen. Die auf diese Weise ermittelten Studienberichte werden in die Datenbank kontrollierter klinischer Studien in der Cochrane Library (CCTR, Controlled Clinical Trial Register) registriert.

Ferner muss beachtet werden, dass in Datenbanken wie Medline oder Embase die Indexierung der klinischen Studien in manchen Fällen unzureichend ist, so dass es schwierig ist, bereits fehlerhaft oder unvollständig indexierte Studien wieder aufzufinden (Retrieval-Bias, siehe Tab. 7.3). Zur Minimierung dieses Bias arbeiten die Cochrane Collaboration und Medline gemeinsam an einer Optimierung des Indexierungsverfahrens.

Bewertung
Systematische Reviews, welche die Qualitätskriterien für valide Übersichtsarbeiten erfüllen (siehe Kap. 8.3), liefern die besten und aussagekräftigsten Informationen im Bereich der Sekundärliteratur. Da es sich hierbei um die wissenschaftliche Erstellung einer Literaturübersicht handelt, sind Schlussfolgerungen möglich, die direkten Einfluss auf therapeutische Entscheidungen und zukünftige Forschungsarbeiten haben.

Tab. 7.3 Verschiedene Arten von Bias in experimentellen, epidemiologischen und Literaturstudien

Bias	Bedeutung
Selektionsbias	- Ungleichgewichtige Rekrutierung der Probanden zu den Behandlungsgruppen (experimentelle Studien) - Systematische Abweichung der Studienpopulation von der Zielpopulation (epidemiologische Studien) - Bevorzugung bestimmter Zeitschriften bzw. eines bestimmten Sprachraums bei der Literaturrecherche (Literaturstudien in Form von Reviews bzw. Metaanalysen)
Behandlungsbias	- Unterschiedliche Behandlungsmethoden in den einzelnen Behandlungsgruppen oder bei multizentrischen Studien in den verschiedenen Zentren (experimentelle und epidemiologische Studien)
Beobachtungsbias	- Ungleichheit der Erfassungsmethoden in den einzelnen Behandlungsgruppen oder bei multizentrischen Studien in den verschiedenen Zentren (experimentelle und epidemiologische Studien)
Recallbias	- Unsicheres Erinnerungsvermögen der Patienten bzw. Probanden (epidemiologische Studien insbesondere bei retrospektivem Untersuchungsansatz)
Publikationsbias	- Verlagerung der Aufmerksamkeit auf öffentlich stark diskutierte Sachverhalte und Vernachlässigung der übrigen den Studieninhalt betreffenden Sachverhalte (epidemiologische Studien) - Nicht-Veröffentlichung negativer Studienergebnisse (Literaturstudien in Form von Reviews bzw. Metaanalysen)
Zeitbedingter Bias	- Zusammenfassung aller zeitbedingter Fehlerquellen wie beispielsweise eine hohe drop-out Rate bei langandauernden Kohortenstudien bzw. experimentellen Studien (experimentelle und epidemiologische Untersuchungen)
Zitierbias	- Zitiert werden nur Publikationen, die eine bestimmte Lehrmeinung widerspiegeln (Literaturstudien in Form von Reviews bzw. Metaanalysen)
Retrievalbias	- Es fehlt eine wirklich sichere Methode, eine bestimmte veröffentlichte Studie in den zur Verfügung stehenden Datenbanken wiederzufinden (Literaturstudien in Form von Reviews bzw. Metaanalysen)
Sprachbias	- Systematische Unterschiede der Inhalte in Publikationen des angelsächsischen Sprachraums vs. des nicht-angelsächsischen Sprachraums (Literaturstudien in Form von Reviews bzw. Metaanalysen)

Metaanalysen

Bei Metaanalysen handelt es sich um statistische Rechenoperationen, mit deren Hilfe die Ergebnisse verschiedener Studien mit der gleichen Fragestellung bzw. die Ergebnisse aller individuellen Patientendaten aus eben diesen Studien quantitativ zusammengefasst werden können. Mit Hilfe dieser Methode kann also die Fallzahl und damit die statistische Genauigkeit erhöht werden. Handelt es sich bei den zusammengefassten Untersuchungen um relativ homogene Untersuchungen (vergleichbares Patientenkollektiv, vergleichbare therapeutische Intervention, vergleichbare Zielparameter etc.) kann die Aussagekraft einer Metaanalyse die der einzelnen Studien erhöhen. Beispielsweise zeigte erst eine Metaanalyse der bis dahin verfügbaren klinischen Untersuchungen, dass bei drohender Frühgeburtlichkeit eine frühzeitige Corticosteroidtherapie der schwangeren Mutter die Lungenfunktion der Frühchen verbessert und die Sterblichkeitsrate dieser Kinder reduziert. Da die Metaanalyse erst mit einer Lag-Time von 10 Jahren durchgeführt wurde, hätte das entsprechende Wissen bereits zu einem viel früheren Zeitpunkt vorliegen können und Leben gerettet werden können [2].

Handelt es sich eher um heterogene Studien können mit Hilfe von Metaanalysen homogenere Subgruppen identifiziert werden, für die dann eine übergreifende Analyse durchgeführt werden kann. Wird zu einem bestimmten Thema eine Metaanalyse avisiert, genügt es nicht, nur die in bestimmten Datenbanken verfügbaren Studien hinzuzuziehen. Vielmehr sollten – wie bei systematischen Reviews – alle verfügbaren Studien, die zu dem entsprechenden Thema weltweit veröffentlicht wurden, identifiziert und in die Analyse aufgenommen werden. Dies ist wohl auch der Grund, warum die Begriffe systematisches Review (welches eine Metaanalyse enthalten kann aber nicht enthalten muss) und Metaanalyse (welche für sich genommen auch in einer Fachzeitschrift veröffentlicht werden kann) quasi synonym verwendet werden (siehe systematisches Review). Für die Qualitätsbeurteilung von Metaanalysen gelten die gleichen Qualitätskriterien wie für „systematische Reviews". Die Validität einer Metaanalyse steigt, wie bei der experimentellen klinischen Untersuchung oder beim systematischen Review, mit einer systematischen, wissenschaftlichen Methodik, welche dem Leser transparent und lückenlos bei der Veröffentlichung mitgeteilt wird.

Metaanalysen können hilfreich sein,
- wenn die Aussagen der Einzelstudien sich widersprechen,
- wenn die Ergebnisse der Einzelstudien nicht ausreichen, um eine Untergruppenanalyse durchzuführen,
- um die Variabilität einer Zielgröße zwischen den Studien zu bestimmen, und damit eine Aussage über die Verallgemeinerbarkeit zu erhalten.

Allerdings gibt es auch bei Metaanalysen falsch positive Ergebnisse. Beispielsweise zeigten Metaanalysen der jeweils zur Verfügung stehenden klinischen Untersuchungen zur intravenösen Magnesiumtherapie bei akutem Myokardinfarkt eine deutliche Reduktion der Sterblichkeitsrate, während die großangelegte und valide durchgeführte ISIS-4-Studie der intravenösen Magnesiumtherapie keine Wirksamkeit bescheinigen konnte [10]. Möglicherweise könnte die Ursache für das falsch positive Ergebnis der Metaanalyse ein Publikationsbias (siehe Tab. 7.3) durch die selektive Veröffentlichung positiver Ergebnisse der parenteralen Magnesiumtherapie gewesen sein. Eine Analyse mehrerer kleiner Studien kann daher kein Ersatz für zielführende experimentelle Studien mit ausreichendem Stichprobenumfang (Megatrials) sein. Dies gilt um so mehr bei subjektiven Zielgrößen wie Schmerz, Lebensqualität etc., bei deren Erhebung eher ein heterogenes Studiendesign vermutet werden muss, als bei objektiven Zielgrößen wie Mortalität bzw. Überlebenszeit oder die Bestimmung einer Körperfunktion mittels einer standardisierten Messmethode.

Bewertung
Metaanalysen sind die statistische Ergänzung der systematischen Betrachtung aller Untersuchungen, die weltweit zu einer bestimmten klinischen Fragestellung durchgeführt wurden, mit dem Ziel, „einen präziseren und stabileren Schätzer für die Größe der Effekte zu erhalten". Ihre Validität hängt sehr von der gewählten Methodik ab. Wird eine Metaanalyse „lege artis" durchgeführt, besitzt das Ergebnis eine höhere Aussagekraft als die zugrunde liegenden Untersuchungen und kann eventuell sogar neue Erkenntnisse liefern [20].

Journal Clubs

Unter Journal Clubs (ACP Journal Club, Evidence-based Medicine, siehe Kap. 12) versteht man periodisch erscheinende Zeitschriften, die bereits veröffentlichte Studien inhaltlich zusammenfassen und in der Regel auch von unabhängigen Gutachtern kommentieren lassen. Die Auswahl, die Zusammenfassung und die Veröffentlichung folgt dabei einer festgelegten, für den Leser transparenten Methodik. Die Kommentatoren werden namentlich erwähnt und dürfen in keiner engen Verbindung zu den veröffentlichten Ergebnissen stehen. Manche Journal Clubs haben Themenschwerpunkte, wie zum Beispiel Innere Medizin (ACP-Journal Club), andere Journal Clubs veröffentlichen praxisrelevante Studien aus den verschiedenen Fachrichtungen (Evidence-based Medicine). Bekannt ist insbesondere der ACP Journal Club, welcher seit 1990 erscheint und fundierte praxisrelevante Studien aus über 50 führenden klinischen Zeitschriften auswählt und in zusammengefasster und kommentierter Form veröffentlicht. Den ACP Journal Club gibt es mittlerweile unter dem Namen „Best Evidence" auf CD-ROM.

Bewertung
Die Suche in diesen Medien hat den Vorteil, dass relativ neuartige Behandlungsprinzipien direkt nach ihrer Veröffentlichung in den Journal Clubs Erwähnung finden, sobald die Ergebnisse Praxisrelevanz aufweisen und die Studiendurchführung wissenschaftlich fundiert war. Das heißt, neben den großen Datenbanken wie Medline und Embase oder der Cochrane Library sind Journal Clubs ein brauchbares Medium zur Literaturrecherche, da sie up to date sind und gleichzeitig die Spreu vom Weizen in der klinischen Forschung trennen.

Fachzeitschriften

Mit Fachzeitschriften als Sekundärliteratur sind alle periodisch erscheinenden Zeitschriften gemeint, die als Leserschaft eine bestimmte Fachrichtung avisieren. Damit setzen sich die üblichen Fachzeitschriften auch von den oben beschriebenen Journal Clubs ab: Neben der Darstellung von Studienberichten bieten sie berufspolitischen Themen großen Raum. Fachzeitschriften, welche die Ergebnisse aus der Primärliteratur für ihre Leserschaft zur fachlichen Information und Fortbildung aufbereiten wollen, sollten die Berichterstattung seriös gestalten (siehe Kap. 7.2): Die Darstellung der Studienergebnisse erfolgt losgelöst von wirtschaftlichen oder auch anders gearteten Interessen. Der Studieninhalt wird neutral referiert und kritisch analysiert. Bei der Bewertung von Studienergebnissen wird ein allgemein zugänglicher Kriterienkatalog zu Grunde gelegt. Die Bewertung der Studienergebnisse wird vom Fachautor transparent begründet.

Gute Fachzeitschriften zeichnen sich durch keine oder lediglich einen extrem geringen Werbeanteil aus. Veröffentlichungen, die sich unabhängig von Werbeeinnahmen finanzieren können, geraten auch bei kritischer Bewertung von klinischen Studien zur Arzneitherapie nicht in Gewissenskonflikt (Arzneimittelbrief, Arzneitelegramm, Drug Bulletin, u.a. siehe Kap. 12).

> **Bewertung**
> Die regelmäßige Lektüre einer gut konzipierten Fachzeitschrift übt den Blick auf das Wesentliche in klinischen Untersuchungen und schult die Kritikfähigkeit. Aus diesem Grund ist insbesondere für Anfänger auf dem Gebiet der Studienbewertung ein Abonnement einer guten Fachzeitschrift zu empfehlen.

Andere Quellen

1. Fachinformationen

Laut §11a des AMG sind pharmazeutische Unternehmen verpflichtet, Ausübenden der Heilberufe für Fertigarzneimittel auf Anforderung eine Gebrauchsinformation für Fachkreise zur Verfügung zu stellen. Die Anforderungen für den Inhalt dieser sog. Fachinformation sind im Gesetz geregelt. Es werden u.a. folgende Angaben erwartet:

1. Bezeichnung des Arzneimittels
2. Hinweise auf den Verschreibungsstatus
3. Bestandteile, Stoffgruppe
4. Anwendungsgebiete
5. Gegenanzeigen
6. Nebenwirkungen
7. Wechselwirkungen
8. Dosierungsempfehlungen
9. Angaben zur Pharmakologie, Toxikologie, Pharmakokinetik
10. Haltbarkeit, Aufbewahrung
11. Angaben zu Applikationsformen, Packungsgrößen, Adresse des Herstellers
12. Stand der Fachinformation.

Mit diesen Angaben ist die Fachinformation um einiges ausführlicher als die vor allem für Patienten bestimmte Gebrauchsinformation [4]. Die in den Fachinformationen angegebenen Informationen sind hilfreich, sich über ein neuartiges Arzneimittel zu orientieren. Die Aussagen sind wahr, aber leider nicht vollständig. Angaben zu pharmakologischen Eigenschaften, unerwünschten Wirkungen, Interaktionen gehen zunächst nicht über die Erkenntnisse aus den bis zur Zulassung vorliegenden Informationen hinaus. Die Angaben über das Arzneimittel werden zumeist ohne Quellenangaben erteilt. Daher ist es notwendig, auf das Erscheinungsdatum der Fachinformation zu achten, um die Aktualität der Informationen einschätzen zu können.

Bewertung
Zur Orientierung über ein Arzneistoffprofil hilfreich, allerdings keine ausreichenden Informationen, die eine tiefergehende Bewertung der klinischen Wirksamkeit und des therapeutischen Nutzens zulassen. Will man sich über einen Wirkstoff oder eine Pflanzenzubereitung orientieren, kann es äußerst hilfreich sein, sich direkt an eine Herstellerfirma zu wenden, mit der Bitte um Zusendung von aussagekräftigem Material. In der Regel erfüllen die Firmen diese Bitte gern. Auf diesem Weg erhält man alle Studien, die nach Ansicht der Firma die klinische Wirksamkeit bzw. den therapeutischen Nutzen eines Wirkprinzips darstellen. Im ersten Schritt kann man die Validität dieses Materials bestimmen. Scheint diese ausreichend, sollte man sich geeignete Literaturquellen im Original beschaffen. Ist das Gegenteil der Fall, kann man sich die zeitaufwendige Suche nach weiteren Quellen sparen, weil erfahrungsgemäß entsprechend aussagekräftige Untersuchungen nicht vorhanden sind. Wer sicher gehen will, muss auch hier den Weg über eine individuelle Literaturrecherche mittels Datenbanken wählen.

2. Monographien
Aufbereitungsmonographien
Nach § 25 Abs. 7 des Arzneimittelgesetzes hat die zuständige Bundesoberbehörde für Arzneimittel, die nicht der Verschreibungspflicht nach § 49 unterliegen, durch verschiedene Kommissionen so genannte Aufbereitungsmonographien für bestimmte Anwendungsgebiete, Stoffgruppen oder Therapierichtungen erarbeiten zu lassen. In die Kommission sind Vertreter der Heilberufe (Apotheker, Ärzte, Zahnärzte, Tierärzte, Heilpraktiker) sowie Vertreter der pharmazeutischen Hersteller zu berufen. Die fertiggestellten Monographien wurden für chemisch-synthetische Arzneistoffe (Kommission B), für Phytopharmaka (Kommission E), für homöopathische und anthroposophische Arzneimittel (Kommission D) jeweils im Bundesanzeiger veröffentlicht [5]. Mittlerweile haben die Kommissionen ihre Arbeit eingestellt. Die Kommissionen erarbeiteten einen Konsens zwischen den Vertretern verschiedener Fachrichtungen und der Herstellerseite, der gemäß den gesetzgeberischen Anforderungen die Unbedenklichkeit und die Wirksamkeit eines Wirkstoffes darstellen soll. Ähnlich wie bei der Zulassung ist dies jedoch nicht in jedem Fall ausreichend, um eine abschließende Bewertung des therapeutischen Nutzens abzugeben.
Die Monographien (Positiv- sowie Negativmonographien, siehe Kasten) der Kommissionen B und E sind auf CD-ROM verfügbar (PharmaMed, Arzneimittel-Monographien B, Arzneimittel-Monographien E, Stuttgart 2000 Deutscher Apotheker Verlag).

> **Bewertung**
>
> Ähnlich hilfreich wie Fachinformationen. Wurde ein Wirkprinzip negativ bewertet, kann mit gutem Wissen von einer Verwendung abgeraten werden (siehe Kasten). Wurde ein Wirkprinzip positiv gewertet (siehe Kasten S. 73), ist aufgrund der fehlenden Quellenangaben ein tiefergehendes Literaturstudium erforderlich, um klinische Wirksamkeit und therapeutischen Nutzen bewerten zu können.

Arzneistoffprofile (Govi-Verlag, Loseblattsammlung)

Die Arzneistoffprofile sind eine Loseblattsammlung von Arzneimittelmonographien, welche neben analytisch-pharmazeutischen Angaben zum Arzneistoff auch etwas weitergehende Angaben zur Pharmakologie enthalten. Neuartige Arzneistoffe werden regelmäßig aufgenommen und als Ergänzungslieferung einmal im Jahr zugesandt.

> **Bewertung**
>
> Zur Orientierung hilfreich. Die Autoren versuchen eine kritische Zusammenfassung des derzeitigen Wissens und geben dabei die verwendeten Literaturzitate an. Neuere Literatur zu älteren Arzneistoffen wird allerdings in der Regel nur in größeren Zeitabständen berücksichtigt.

> **Negativmonographie für Tang (Fucus)**
>
> **Bezeichnung des Arzneimittels**
> Fucus; Tang
>
> **Bestandteile des Arzneimittels**
> Tang, bestehend aus dem getrockneten Thallus von Fucus vesiculosus LINNÉ, von Ascophyllum nodosum LE JOLIS oder von beiden Arten, sowie dessen Zubereitungen.
>
> **Anwendungsgebiete**
> Zubereitungen aus Tang werden bei Schilddrüsenerkrankungen, Fettsucht, Übergewicht, Aterienverkalkung und Verdauungsstörungen sowie zur „Blutreinigung" angewendet. Die Wirksamkeit bei den beanspruchten Anwendungsgebieten ist nicht belegt.
>
> **Risiken**
> Bei Zubereitungen mit einer Tagesdosis bis zu 150 µg Jod: keine bekannt.
> Oberhalb einer Dosierung von 150 µg Jod/die besteht die Gefahr einer Induktion und Verschlimmerung einer Hyperthyreose. In seltenen Fällen kann es zu Überempfindlichkeitsreaktionen unter dem Bild einer schweren Allgemeinreaktion kommen.
>
> **Beurteilung**
> Da die Wirksamkeit bei den beanspruchten Anwendungsgebieten für eine Dosierung unterhalb von 150 µg Jod/die nicht belegt ist, kann eine therapeutische Anwendung nicht befürwortet werden.
> Oberhalb einer Dosierung von 150 µg Jod/die kann eine therapeutische Anwendung auf Grund fehlender Wirksamkeit und angesichts der Risiken nicht vertreten werden.
> (Bundesanzeiger Nr. 101 vom 01.06.1990)

Positivmonographie von Kamillenblüten (Matricariae flos)

Bezeichnung des Arzneimittels
Matricariae flos, Kamillenblüten

Bestandteile des Arzneimittels
Kamillenblüten, bestehend aus den frischen oder getrockneten Blütenköpfchen von Matricaria recutita LINNÉ (syn. Chamomilla recutita (L) RAUSCHERT), sowie deren Zubereitungen in wirksamer Dosierung. Die Blüten enthalten mindestens 0,4 Prozent (V/G) ätherisches Öl. Hauptbestandteile des ätherischen Öls sind: $(-)$-α-Bisabolol oder Bisabololoxide A und B. Weiter sind in den Blüten enthalten: Matricin, Flavonderivate wie Apigenin und Apigenin-7-glucosid.

Anwendungsgebiete
Äußerlich: Haut- und Schleimhautentzündungen sowie bakterielle Hauterkrankungen, einschließlich der Mundhöhle und des Zahnfleisches.
Entzündliche Erkrankungen und Reizzustände der Luftwege (Inhalationen).
Erkrankungen im Anal- und Genitalbereich (Bäder und Spülungen).
Innerlich: Gastro-intestinale Spasmen und entzündliche Erkrankungen des Gastro-Intestinal-Traktes

Gegenanzeigen
Keine bekannt.

Nebenwirkungen
Keine bekannt.

Wechselwirkungen
Keine bekannt

Dosierung
Innere Anwendung: Ein gehäufter Esslöffel voll Kamillenblüten (= ca. 3 g) wird mit heißem Wasser (ca. 150 ml) übergossen, zugedeckt und nach 5 bis 10 Minuten durch ein Teesieb filtriert. Soweit nicht anders verordnet, wird bei Erkrankungen im Magen-Darm-Bereich 3–4-mal täglich eine Tasse frisch bereiteter Tee zwischen den Mahlzeiten getrunken. Bei Entzündungen der Schleimhaut im Mund- und Rachenbereich wird mit dem frisch bereiteten Tee mehrmals täglich gespült oder gegurgelt.
Äußere Anwendung: 3 bis 10prozentige Aufgüsse für Umschläge und Spülungen, als Badezusatz 50 g Droge auf 10 l Wasser, halbfeste Zubereitungen mit Zubereitungen entsprechend 3 bis 10 % Droge.

Art der Anwendung
Flüssige und feste Darreichungsformen zur äußeren und inneren Anwendung.

Wirkungen
Antiphlogistisch, muskulotrop spasmoytisch, wundheilungsfördernd, desodorierend, antibakteriell und bakterientoxinhemmend, Anregung des Hautstoffwechsels.

(Bundesanzeiger Nr. 228 vom 05.12.1984 einschließlich Berichtigung des Bundesgesundheitsamtes vom 06.03.1990)

Drugdex® (CD-Rom)

Die Drugdex®-Datenbank gehört mit anderen Datenbanken wie der Poisindex® und die Drug-Reax® zu den vierteljährlich überarbeiteten Micromedex-Datenbanken. Drugdex enthält etwa 1 600 Arzneistoffmonographien. Sie finden detailliert aufgearbeitete Monographien mit besonderem Fokus auf Pharmakodynamik und Pharmakokinetik für bereits bekannte bzw. noch in der Forschung befindliche Arzneistoffe.

> **Bewertung**
> Hilfreich, aber kostenintensiv. Die Informationen sind ausführlich und orientieren sich an den publizierten klinischen Ergebnissen. Die Recherche ist nach INN-Name oder Handelsname möglich. Darüber hinaus kann nach Indikation oder unerwünschter Wirkung gesucht werden.

7.3.3 TERTIÄRLITERATUR

Die Veröffentlichung der Ergebnisse aus der Originalliteratur in Form von Büchern, welche die allgemeine Lehrmeinung widerspiegeln sollen, bedarf eines enormen Zeitaufwandes. Aktualität ist hier nicht das oberste Gebot. Vielmehr werden die gesicherten klinischen Erkenntnisse zusammengefasst. Die Lektüre von Tertiärliteratur wie Nachschlagewerke (siehe Abb. 7.1) und Lehrbücher (siehe Abb. 7.2) vermittelt demnach pharmakologische Grundkenntnisse bzw. einen Überblick über ein Fachgebiet. Bei grundsätzlichen Fragen zum Wirkmechanismus bekannter

---

A. Allgemein

Deutsch

Pschyrembel (1998) Klinisches Wörterbuch, 258. Edition, de Gruyter, New York.

MSD Manual der Diagnostik und Therapie (2000), Urban & Fischer, München, Wien, Baltimore; auch auf CD-ROM, Stand 2000)

B. Arzneimittel

Deutsch

Ammon HPT (2001) Arzneimittelneben- und -wechselwirkungen. 4., völlig neu bearbeitete Auflage, Wissenschaftliche Verlagsgesellschaft mbH, Stuttgart

Scholz H, Schwabe U (2000) Taschenbuch der Arzneibehandlung – Angewandte Pharmakologie, 12. Auflage, Urban & Fischer, München Jena, Govi Verlag, Eschborn

Englisch

Martindale (1999) The extra pharmacopoeia, 32. edition, Pharmaceutical Press, London

---

Abb. 7.1 Einige Beispiele für hilfreiche Nachschlagewerke

> **Deutsch**
>
> Mutschler E (2001) Arzneimittelwirkungen – Lehrbuch der Pharmakologie und Toxikologie, 8., völlig neu überarbeitete Auflage, Wissenschaftliche Verlagsgesellschaft mbH, Stuttgart
>
> Forth W, Hentschler D, Rummel W, Starke K (1996) Allgemeine und spezielle Pharmakologie und Toxikologie, 7., völlig neu bearbeitete Auflage, Spektrum Akademischer Verlag GmbH Heidelberg
>
> Füllgraf G, Palm D (Hrsg.) (1997) Pharmakotherapie – Klinische Pharmakologie, 10. neubearbeitete Auflage, Gustav Fischer, Stuttgart, Jena, Ulm
>
> **Englisch**
>
> Goodman & Gilman's The pharmacological basis of therapeutics (1996) 9th edition, McGraw-Hill New York, Madrid, Toronto
>
> Rang HP, Dale MM, Ritter JM (1995) Pharmacology, 3.edition, Churchill Livingstone, Edinburgh, London, Madrid, Tokyo

Abb. 7.2 Einige Beispiele für Pharmakologie Lehrbücher

Substanzen, deren unerwünschten Wirkungen und Kontraindikationen wird man mit Sicherheit schnell und effektiv fündig. Speziellere klinische Fragestellungen zu bekannten Substanzen, wie beispielsweise die Frage nach der klinischen Wirksamkeit von prophylaktischer Vitamin-E-Gabe bei kardiovaskulärer Erkrankung [21] oder Fragen zu neuartigen Substanzen werden hingegen nur höchst unzureichend beantwortet werden können.

> **Bewertung**
> Für Grundlagen und Übersichten hilfreich. Für Antworten auf aktuelle Fragen häufig überholt oder lückenhaft. Ausweg: Regelmäßig aktualisierte Datenbanken in CD-ROM Format oder über Internet.

7.3.4 ELEKTRONISCHE MEDIEN/INTERNET

Internet

Das Internet bietet über verschiedene Suchmaschinen (Yahoo! (www.yahoo.de); Webcrawler (www.crawler.de), Alta vista (www.altavista.com), Excite (www.excite.com)) die Möglichkeit, für ein bestimmtes klinisches Problem eine Suche zu starten. Die Ergebnisse reichen von 0 bis mehrere tausend Treffer in Abhängigkeit von der Spezifität des gewählten Suchbegriffs. Die Suche ist aus diesem Grund oft sehr zeitaufwendig und manchmal wenig erfolgreich. Um die Risiken einer Internetrecherche zu verdeutlichen, starteten einige Wissenschaftler ein Experiment. Es wurden drei allgemein bekannte biologische Begriffe in eine Suchmaschine eingegeben. Die gefundenen Texte wurden von 2 unabhängigen Gutachtern beurteilt. Lediglich 12–46 % der Texte wurden als informativ eingeordnet. Von diesen wiederum waren 10–35 % ungenau; 48 % verwiesen nicht auf Peer-reviewed-Literatur. Insgesamt wurden 74–88 % der Texte als ungenau oder sogar irreführend eingestuft [11].

Abgesehen von diesen wenig ermutigenden Ergebnissen liegt eine gewisse Chance, bei neueren Therapiestrategien, Treffer zu landen und über diese wiederum brauchbare Links zu anderen Seiten zu erhalten. Allerdings sollte in jedem Fall darauf geachtet werden, von wem die entsprechende Seite unterhalten wird. Werbung und firmenspezifische Informationen sind im Internet um einiges subtiler als in den Printmedien. Vor den Untiefen der Internetsuche insbesondere für medizinische Laien warnte kürzlich auch die Arzneimittelkommission der Deutschen Apotheker [22]. Die Empfehlungen, die dort gegeben wurden, und die Kriterien, nach denen man die Seriosität der einzelnen Seiten beurteilen kann, entsprechen den oben angegebenen Qualitätskriterien für Printmedien (siehe Kap. 7.2).

> **Bewertung**
> Wer viel Zeit und Spaß daran hat, auch kalten Spuren nachzugehen, kann eine Suche im Internet wagen. Wenn ein Suchergebnis dagegen effektiv erbracht werden soll, ist eine Internetsuche erst anzuraten, wenn spezifischere Quellen keine Treffer erbracht haben (siehe Abb 7.4).

Elektronische Datenbanken

Medline

Medline (CD-Rom, online) ist eine Datenbank, welche Zusammenfassungen und genaue Quellenangaben der Veröffentlichungen zahlreicher medizinischer Fachzeitschriften beinhaltet. Die

Tab. 7.4 Nützliche Suchfeldkürzel in Medline [nach 6]

Syntax	Bedeutung	Beispiel
.ab	Wort in der Zusammenfassung (Abstract)	epilepsy.ab
.au	Name des Autor	smith-r.au
.jn	Name der Zeitschrift	lancet.jn
.me	Einzelnes Wort, welches als medizinische Untergruppenbezeichnung verwendet wird	ulcer.me
.ti	Wort im Titel	epilepsy.ti
.tw	Wort im Titel oder in der Zusammenfassung	epilepsy.tw
.ui	Identifikationsnummer	91574637.ui
.yr	Publikationsjahr	87.yr

Tab. 7.5 Brauchbare Subheadings aus Medline [nach 6]

Syntax	Bedeutung	Beispiel
/ae	Unerwünschte Wirkung (**a**dverse **e**ffect)	Thalidomide/ae
/co	Komplikationen (**co**mplications)	Measles/co
/ct	Kontraindikationen (**c**on**t**raindications)	Propranolol/ct
/di	Diagnose (**di**agnosis)	Glioma/di
/dt	Arzneimitteltherapie (**d**rug **t**herapy)	Depression/dt
/ed	Erziehung (**ed**ucation)	Asthma/ed
/ep	Epidemiologie (**ep**idemiology)	Poliomyelitis/ep
/hi	Krankheitsgeschichte (**hi**story)	Mastectomy/hi
/nu	Pflege (**nu**rsing)	Cerebral palsy/nu
/og	Organisation und Verwaltung (**org**anisation and administration)	Health service/og
/pc	Prävention (**p**revention and **c**ontrol)	Influenza/pc
/px	Psychologie (**p**sychology)	Diabetes/px
/th	Therapie (**th**erapy)	Hypertension/th
/tu	Therapeutische Arzneimittelanwendung (**t**herapeutic **u**se)	Aspirin/tu

Datenbank wird von der National Library of Medicine in New York erstellt. Es sind vor allem Studien aus dem amerikanischen und angelsächsischen Sprachraum gespeichert. Die Literaturrecherche erfolgt mit Schlüsselwörtern, kann aber ebenso nach dem Hauptinteressensgebiet mit Hilfe von Schlagwörtern und Unterschlagwörtern durchgeführt werden. Jede Studie wird differenziert nach Studiendesign indexiert, beispielsweise „randomisierte Studie"; „Metaanalyse"; „systematisches Review". Darüber hinaus stehen für die Suche verschiedene Schlagwortsysteme zur Verfügung (MeSH, SH etc.). Mit Hilfe dieser Indexierung und der verschiedenen Schlagwortebenen kann eine spezifische Suche durchgeführt werden. Mittlerweile arbeiten die Cochrane Collaboration und die National Library of Medicine, New York zusammen, um eine möglichst fehlerfreie Indexierung der Studien zu erreichen. Um ein brauchbares Suchergebnis zu erhalten, sollten die Suchmöglichkeiten in Medline erlernt werden. Ansonsten kann sich die Suche in einem gut untersuchten Fachgebiet als sehr zeitaufwendig entpuppen: Textworte, Indexworte, Synonyme und einschränkende Eingaben wie Studiendesign etc. sollten miteinander sinnvoll kombiniert werden, um nur die relevanten Studien in möglichst übersichtlicher Zahl zu erhalten. In Tab. 7.4 und Tab. 7.5 finden Sie einige Beispiele wie eine Literatursuche in Medline selektiver gestaltet werden kann. Wer sich eingehender mit dem Thema Literatursuche in Medline befassen will, sei auf folgende Veröffentlichungen verwiesen [6, 9, 15]. In diesen Artikeln werden brauchbare Tipps für eine systematisierte Medline-Recherche gegeben. Darüber hinaus werden in den verschiedenen Universitätsfakultäten Seminare mit diesem Thema angeboten. Mittlerweile gibt es einige kostenfreie Zugänge zu Medline mit unterschiedlicher Nutzerfreundlichkeit (siehe Kap. 12).

Embase

Embase (online, CD-ROM) ist eine ebenso leistungsfähige Literaturdatenbank wie Medline. Diese Datenbank enthält vor allem Studien zur Arzneimitteltherapie und Pharmakologie, schließt aber auch noch einige andere biomedizinische Fachgebiete mit ein. Im Vergleich zu Medline sind vor allem die klinischen Studien aus dem gesamteuropäischen Sprachraum berücksichtigt. Insbesondere für Fragestellungen, die im europäischen Raum eine größere Bedeutung als im angelsächsischen Raum besitzen, wird eine Recherche in Embase mit großer Wahrscheinlichkeit ein genaueres Suchergebnis liefern als eine Suche in Medline. Denkbar ist dies für den Bereich der Phytopharmaka, alternativen Heilmethoden, homöopatischen Behandlung etc. Publizierte Studien werden in Embase im Vergleich zu Medline zeitnaher erfasst. Das Update der CD-ROM-Version erfolgt monatlich. Embase ist damit im Vergleich zu Medline etwas aktueller. Leider ist Embase bisher nicht kostenlos einzusehen.

DIMDI

Will man in den beiden oben genannten oder in noch mehr Datenbanken gleichzeitig suchen, empfiehlt sich die Suche in der DIMDI-Datenbank (Deutsches Institut für Medizinische Dokumentation und Information; online). Der Datenbankanbieter verfügt derzeit über mehr als 100 verschiedene Datenbanken. Gesucht werden kann entweder persönlich oder die Anfrage wird direkt vom DIMDI erledigt. Auch dies ist mit Kosten verbunden. Da allerdings simultan in mehreren Datenbanken gesucht wird, reduziert sich der Gesamtpreis.

Cochrane Library

Alle systematischen Reviews der Cochrane Collaboration sind hier zusammengeführt. Die Cochrane Collaboration hat sich zur Aufgabe gemacht, für jedes medizinische Fachgebiet die klinisch relevanten Fragestellungen systematisch zu bearbeiten und daraus Reviews über den derzeitigen Wissensstand zu erstellen. Neben der Datenbank der derzeit verfügbaren systematischen Reviews findet sich auf der CD-ROM eine Datenbank von Abstracts klassischer Reviews (Database of Abstracts of Reviews of Effectiveness (DARE)), welche vom britischen Centre for Reviews and Dissemination in York aus den medizinischen Fachzeitschriften zusammengetragen wurden. Diese Reviews sind zudem mit einem Kommentar versehen, welcher die Qualität der Datenerhebung bzw. der statistischen Auswertung einschätzt. Darüber hinaus besitzt die Cochrane Library eine Datenbank aller verfügbaren kontrollierten klinischen Studien, die aufgrund der von den Reviewgruppen durchgeführten Handsuche nach solchen Studien in den nationalen Fachzeitschriften um einiges vollständiger ist als beispielsweise Medline. Die Cochrane Library umfasst demnach mehrere hochwertige Datenbanken im Bereich der Primär- und Sekundärliteratur. Datenbanksprache ist englisch. Die CD-Rom Version erscheint mit vierteljährlichen Updates.

CD-ROM-Versionen des ACP-Journal Club, (Best Evidence)

Die CD-ROM Version des ACP-Journal Clubs enthält seit 1990 veröffentlichte Studien aus über 50 führenden klinischen Zeitschriften, die nach festgelegten Kriterien für wissenschaftliche Fundiertheit und Relevanz ausgewählt wurden. Die maschinenlesbare Version der Journal Clubs ermöglicht eine systematische und zeitübergreifende Suche über die gesamten Veröffentlichungen aus den Zeitschriften. Damit steht eine valide und überschaubare Datenbank für Sekundärinformationen zur Verfügung, die ausgesprochen nutzerfreundlich aufgebaut ist. Sowohl die Cochrane Library als auch die CD-ROM-Versionen der Journal Clubs sind nur Abonnenten zugänglich.

Bewertung

Die Literatursuche in den Datenbanken ist oft die einzige Möglichkeit an Literaturzitate zu gelangen, die zur Lösung eines klinischen Problems beitragen können. Nach einer erfolgreichen Literatursuche vermittelt die Zusammenfassung der identifizierten Arbeit einen ersten Eindruck über deren Inhalt. Allein das Lesen der Abstracts reicht jedoch nicht aus, um den Gehalt und den Wert der Information zu bewerten. Nach einer Untersuchung waren je nach Journal 18–68 (!)% der Informationen aus den Zusammenfassungen der Untersuchungen nicht übereinstimmend mit der gesamten Arbeit. Wichtige Informationen werden den Abstracts vorenthalten. An der persönlichen Durchsicht und Beurteilung der Originalarbeiten führt demnach kein Weg vorbei.

Zusammenfassung

Im vorangegangenen Kapitel wurden Ihnen die wichtigsten Informationsquellen vorgestellt. Um in der Fülle von Informationen nicht den Überblick zu verlieren, bedarf es der Entwicklung einer persönlichen Suchstrategie. Hier macht Übung den Meister. Wagen Sie sich auf unbekanntes Gebiet. In Abb. 7.4 wird eine Rangliste für eine möglichst effektive Literaturrecherche vorgeschlagen. Leider sind einige der Datenbanken nur gegen Entgelt einzusehen. Wer vor den Investitionen zunächst Erfahrungen sammeln will, sollte mit einer kostenlosen Medlinerecherche (siehe Kap. 12) beginnen.

1. The Cochrane Library- als Zusammenfassung von verschiedenen Datenbanken
2. Eigenrecherche in Medline unter Berücksichtigung der unterschiedlichen Suchstrategien
3. Sekundärliteratur in Form von Journal Clubs oder seriösen Fachzeitschriften (am besten in maschinenlesbarer Form)
4. Primärliteratur im Internet als Volltextversion
5. Evidenz-basierte Leitlinien
6. Freie Suche im Internet

Abb. 7.4 Mögliche Rangliste bei der Literatursuche zu einer aktuellen klinischen Fragestellung

7.4 TYPISCHER VERLAUF EINER LITERATURSUCHE

Klinische Fragestellung zu Fallbeispiel 1 aus Kap. 6
Können bei einer Patientin mittleren Alters, welche an einer leichten Depression leidet, Johanniskraut-Präparate und niedrig dosierte trizyklische Antidepressiva therapeutisch alternativ eingesetzt werden?

Typischer Verlauf einer Literatursuche

In den meisten Pharmakologie-Lehrbüchern lässt sich zur klinischen Wirkung von Johanniskraut nichts finden, obwohl dieses Präparat mit über 111 Millionen DDDs (Defined Daily Dose, definierte Tagesdosen) pro Jahr auch von den niedergelassenen Ärzten häufig verordnet werden [14]. Im Forth Hentschler Rummel [3] findet sich ein Satz zur Phototoxizität von Hypericin und zur Toxizität der Pflanze bei Tieren. Martindale beschreibt nur in Kürze die Pflanze und gibt darüber hinaus nur wage mögliche Indikationsgebiete an. Im Taschenbuch zur Arzneibehandlung von Scholz und Schwabe wird darauf hingewiesen, dass ausreichend kontrollierte Studien zur Wirksamkeit fehlen. Lediglich der Arzneiverordnungs-Report gibt eine respektable Übersicht der derzeit vorhandenen Literatur zu Johanniskraut an [14].

Bei einem Blick in die Datenbank Medline findet sich eine Metaanalyse von 1996 über insgesamt 23 randomisierte kontrollierte Untersuchungen [12]. Die Cochrane Library enthält eine aktualisierte Form dieser Metaanalyse als systematisches Review mit dem gleichen Titel aus dem Jahr 1998 von jetzt insgesamt 27 klinischen Studien [13]. Alte wie aktualisierte Fassung der Metaanalyse kommen zu dem Ergebnis, dass bei der Kurzzeitbehandlung einer milden bis moderaten Depression Johanniskrautextrakte mit einer Ansprechrate von 56 % einer Placebobehandlung mit 25 % überlegen sind. In randomisierten Untersuchungen mit trizyklischen Antidepressiva sprachen die behandelten Patienten auf eine Therapie mit Johanniskraut mit 50 % gegenüber Standardtherapie mit 52 % ähnlich gut an [13]. Erwartungsgemäß war die Nebenwirkungsrate unter vier- bis sechswöchiger Behandlung mit Johanniskrautextrakt mit 26,3 % deutlich niedriger als unter Standardtherapie mit trizyklischen Antidepressiva (44,7 %). Nach dieser Analyse reichen die derzeit vorliegenden Untersuchungsergebnisse nicht aus, um eine klare Aussage zur Vergleichbarkeit der klinischen Wirksamkeit von Johanniskrautextrakten und trizyklischen Antidepressiva zu treffen. Dies liegt in erster Linie an der Dauer der Studien von lediglich 4–6 Wochen, an der geringen Zahl der in einer Metaanalyse zusammenfassbaren Untersuchungen (insgesamt 8) aber auch an der relativ niedrigen Dosierung der Vergleichsmedikation.

Aus diesem Grund fordert der Autor des Reviews weitergehende Untersuchungen, wertet die Kurzzeitanwendung von Hypericum-Präparaten bei leichteren Formen der Depression über 4–6 Wochen aber als wertvolle Behandlungsalternative zu beobachtendem Abwarten oder der weitaus gebräuchlicheren jedoch zweifelhaften Behandlungpraxis mit niedrig dosierten trizyklischen Antidepressiva [1]. Die in der niedergelassenen Praxis zur Behandlung leichterer Formen der Depression üblichen subtherapeutischen Dosen trizyklischer Antidepressiva waren in einer kontrollierten Studie der Placebo-Gabe nicht überlegen. Tatsächlich verbesserte sich sowohl unter Verum als auch unter Placebo die depressive Symptomatik, wobei unter Antidepressiva-Behandlung häufiger unerwünschte Wirkungen auftraten [1,17].

Die Wirksamkeit einer über 4–6 Wochen hinausgehenden Therapie der leichten bis mittelschweren Depression mit Johanniskrautextrakten ist weiterhin nicht belegt. Für einen Einsatz von Johanniskraut bei schweren Formen der Depression fehlen aussagekräftige Vergleichsstudien bzw. Langzeitbeobachtungen gänzlich [7].

Aufgaben

Aufgabe 1
Bewerten Sie anhand der oben dargestellten Qualitätskriterien die Ihnen in der Apotheke zur Verfügung stehenden Quellen im Hinblick auf Seriosität.

Aufgabe 2
Starten Sie eine Suche über die klinischen Fragestellungen, welche Sie aus den Fallbeispielen 1–5 des Kapitels 6 entwickelt haben.

Im Anhang finden Sie einige Hinweise auf lesenswerte Studien für die einzelnen Fallbeispiele. Möglicherweise sind Sie bei Ihrer Suche auch auf diese Untersuchungen gestoßen.

Literaturhinweise

[1] Blashki TG, Mowbray R, Davies B: Controlled trial of amitriptyline in general practice. BMJ 1 (1971), 133–138

[2] Crowley P, Chalmers I, Keirse MJNC: The effects of corticosteroid administration prior to preterm delivery: An overview of the evidence from controlled trials. Brit J Obest Gynaecol 97 (1990), 11–25

[3] Forth W, Hentschler D, Rummel W, Starke K (Hrsg.): Allgemeine und spezielle Pharmakologie und Toxikologie 7., völlig neu bearbeitete Auflage, Spektrum Akademischer Verlag Heidelberg, 1996, 909

[4] Gesetz über den Verkehr mit Arzneimitteln (AMG) in der Fassung des Gesetzes zur Neuordnung des Arzneimittelrechts vom 24.08.1976, zuletzt geändert durch das 8. Gesetz zur Änderung des Arzneimittelgesetzes vom 11.09.1998, veröffentlicht im Bundesgesetzblatt § 11

[5] Gesetz über den Verkehr mit Arzneimitteln (AMG) in der Fassung des Gesetzes zur Neuordnung des Arzneimittelrechts vom 24.08.1976, zuletzt geändert durch das 8. Gesetz zur Änderung des Arzneimittelgesetzes vom 11.09.1998, veröffentlicht im Bundesgesetzblatt § 25

[6] Greenhalgh T: How to read a paper – The Medline database, BMJ 315 (1997), 180–183

[7] Günther J, Antes G: Evidence-based Medicine – Die Aufgaben der Cochrane Collaboration, DAZ 39 (1999), 3683–3690

[8] Heinzl S: Seriöse Fachzeitschriften, Med Mo Pharm 17 (1994), 97

[9] Hunt DL, McKibbon A: Systematic Review: Locating and appraising systematic reviews. Ann Intern Med 126 (1997), 389–391

[10] ISIS-4 Collaborative Group: ISIS-4: A randomised factorial trial assessing early oral captopril, oral mononitrate and intravenous magnesium sulphate in 58,050 patients with suspected acute myocardial infarction. Lancet 345 (1995), 669–687

[11] Krämer HJ: Internet – Ein Werkzeug mit Tücken, DGPT-Forum 26 (2000), 57–60

[12] Linde K, Ramirez G, Mulrow CD, Pauls A, Weidenhammer W, Melkchart D: St John`s wort for depression – an overview and meta-analysis of randomised clinical trials. BMJ 313 (1996), 253–258

[13] Linde K, Mulrow CD: St John's wort for depression (Cochrane Review). In: The Cochrane Library, Issue 1 2001. Oxford: Update Software

[14] Lohse MJ, Müller-Oerlinghausen B: Psychopharmaka in: Arzneiverordnungs-Report 1999. Hrsg. Schwabe U, Paffrath D, Springer Berlin, Heidelberg, New York (1999) 488–512

[15] Sackett D, Oxman AD, Sackett DL, Guyatt GH: Users' guides to the Medical Literature. I. How to get started. JAMA 270 (1993), 2030–2095

[16] Schulz M: Arzneimittelinformationen in Fachzeitschriften, PZ 137 (1992), 3554–3557

[17] Thompson C, Thompson CM: The prescribing of antidepressants in general practice II: A placebo-controlled trial of low-dose dothiepin. Hum Psychopharmacol 4 (1989), 191–204

[18] Trisha Greenhalgh: Papers that summarise other papers (systematic reviews and meta-analyses, BMJ 315 (1997), 672–675

[19] Verordnung über den Betrieb von Apotheken vom 09. Februar 1987, veröffentlicht im Bundesgesetzblatt § 3 Abs. 4; § 5 Abs. 2; § 20

[20] Victor N, Schäfer H, Nowak H: Arzneimittelforschung nach der Zulassung, Springer Berlin, Heidelberg, New York (1991), 68–72

[21] Yusuf S, Dagenais G, Pogue J, Bosch J, Sleight P: Vitamin E supplementation and cardiovascular events in high-risk patients. The Heart Outcomes Prevention Evaluation Study Investigators. N Engl J Med 342 (2000), 154–160

[22] Zagermann-Muncke P: Arzneimittelkommission der Deutschen Apotheker: Arzneimittelinformationen im Internet – wann ist Surfen ungesund? DAZ 10 (2000), 1020–1021

8. Studienbewertung nach den Kriterien der Evidenz-basierten Medizin

Nicht für alle Fragestellungen werden Sie bei Ihrer Suche nach geeigneten – im Sinne von validen, glaubwürdigen und wahren – Informationen in sekundären Quellen fündig werden. Haben Sie Lust bekommen, die Grundsätze der Evidenz-basierten Medizin auf pharmazeutisches Arbeitsgebiet zu übertragen, werden Sie sich in Zukunft häufiger einem publizierten Studienbericht gegenüber sehen, dessen Validität von Ihnen beurteilt werden soll. Diese Arbeit ist zugegebenermaßen nicht einfach und darüber hinaus oft zeitaufwendig, aber es ist eine Arbeit, die sich in der Praxis auszahlen wird: Eine Evidenz-basierte Beratung wird Ihre fachliche Kompetenz widerspiegeln. Sie wird Sie in die Lage versetzen, sich für die Versorgung Ihrer Patienten verantwortlich zu zeigen. Sie werden sich damit gegenüber Ihren Geschäftspartnern eine gestärkte Diskussionsposition erarbeiten und letztlich Ihre Position als Arzneimittelfachmann oder -fachfrau stärken.

In diesem Kapitel soll Ihnen anhand eines ausgewählten Studienbeispiels aufgezeigt werden, welche Fragen notwendig sind, um die (↪) Validität einer klinischen Untersuchung beurteilen und die Ergebnisse sinnvoll interpretieren zu können. Die entsprechenden Fragen werden im Anschluss in Form eines Arbeitsblattes zusammengefasst, welches als Kopie für zukünftige Studienbeurteilungen als Beurteilungsformular verwendet werden kann. Die ausgefüllten Formulare sollten zusammen mit den beurteilten Studien an einem allgemein zugänglichen Ort archiviert werden (siehe Kap. 10).

In Kapitel 6 haben wir Sie um eine Literaturrecherche zu Fallbeispiel 4 gebeten.
Zur Erinnerung:

Fallbeispiel 4
An einem schwülen und heißen Sommertag betritt eine langjährige Patientin die Offizin. Sie beklagt sich über die Kompressionsstrümpfe, die sie wegen einer venösen Insuffizienz bereits seit 2 Jahren trägt. Die Patientin ist übergewichtig. Sie bittet um Rat, da sie für die warme Jahreszeit die Kompressionsstrümpfe gegen eine Rosskastanienzubereitung austauschen möchte. Von einer Freundin, welche selbst mit großer Zufriedenheit eine orale Rosskastanien-Zubereitung gegen „schwere Beine" anwendet, hat sie von diesen Präparaten gehört.

Sind Sie fündig geworden? Diejenigen von Ihnen, die in Medline oder der Cochrane Library recherchiert haben, wurden mit Sicherheit auf die Untersuchung von Diehm et al. [4] aufmerksam. Um die Verständlichkeit des englischen Originalartikels zu erhöhen, wurde uns dankenswerter Weise der Abdruck einer deutschen Version erlaubt (siehe Seite 94–100).

8.1 FRAGENKATALOG

8.1.1 BEURTEILUNG DES STUDIENDESIGNS

1. War die Zuordnung der Patienten in die verschiedenen Behandlungsgruppen (Kompressionstherapie, orale Therapie mit Rosskastanienextrakt, orale Placebotherapie) zufällig? Handelt es sich wirklich um eine randomisierte Studie?

Um systematische Fehler (▻ Bias) bei der Zuteilung zu den Behandlungsgruppen zu vermeiden, müssen alle Patienten, welche in die Studie aufgenommen werden sollen, die gleiche Chance haben, entweder die Kompressionstherapie, die orale Therapie mit Rosskastanienextrakt oder Placebo zu erhalten. Das Verfahren der zufälligen Zuteilung zu den Behandlungsgruppen wird (▻) Randomisierung genannt. Studien, die nicht randomisiert wurden bzw. bei denen die Randomisierung nicht lege artis durchgeführt wurde, weisen gegenüber echten randomisierten Untersuchungen deutlichere und schlimmstenfalls falsch positive Ergebnisse auf [1,2,14].

Antwort
Gemäß der Originalpublikation wurden nach Beendigung einer 2-wöchigen Run-in-Phase die Patienten, welche die Einschlusskriterien erfüllten, in die verschiedenen Gruppen randomisiert, und zwar im Verhältnis 2:2:1 (Kompression:Rosskastanientrockenextrakt:Placebo). Die endgültige Zuteilung erfolgte demnach 2 Wochen nach Beginn der Untersuchungen.

2. Ist das Randomisierungsverfahren in der Beschreibung der klinischen Studie erwähnt?

3. Waren die Studienbeteiligten gegenüber dem Randomisierungsverfahren verblindet?

Bei einer methodisch einwandfreien Randomisierung darf den an der Studie beteiligten Personen das Randomisierungsverfahren nicht bekannt sein. Dies wird gewährleistet, indem die Randomisierung zentral erfolgt, unabhängig vom Studienpersonal. Die Zuteilung wird telefonisch erfragt. Mit einem solchen Vorgehen wird (▻) concealment of allocation erreicht. Ist das Randomisierungsverfahren dem Studienpersonal jedoch bekannt, so besteht die Gefahr, dass durch bewusste oder unbewusste Einflussnahme die Zuteilung der Patienten selektiv zum Vorteil eines bestimmten Studienarms vorgenommen wird (▻ Randomisierung, Quasirandomisierung) [15].

Antwort
Eine Beschreibung des Randomisierungsverfahrens fehlt in der Veröffentlichung gänzlich. Weder ist angegeben, wer die Randomisierung durchführte, noch mit welchem Verfahren diese durchgeführt wurde. In manchen Fällen bietet der direkte Kontakt zu den Studienleitern oder den Sponsoren einen Ausweg aus einer solchen Situation. Wurde die Randomisierung mit Hilfe von Computer generierten Tafeln zentral durchgeführt, wird die Auskunft mit Sicherheit gerne erteilt, da dieses Verfahren auf valide Ergebnisse hoffen lässt.

4. Sind Angaben über eine statistische Fallzahlberechnung enthalten?

Um statistisch signifikante Ergebnisse – und mit diesem Ziel werden klinische Studien zumeist begonnen – zu erhalten, ist es zu Beginn einer Untersuchung notwendig, das Behandlungsziel zu definieren und Berechnungen anzustellen, welche die Dauer und die Patientenzahl so beziffern sollen, dass das angepeilte Ziel auch erreicht wird. Die transparente Wiedergabe dieser Berechnung ermöglicht dem Leser eine Bewertung der Prämissen wie klinische Relevanz des Behandlungsziels und gibt Auskunft über die Mindestdauer der Untersuchung.

Antwort

In der Originalpublikation finden sich dezidierte Angaben zu den Grundannahmen, anhand der sich die Fallzahl für eine Untersuchung der vorliegenden klinischen Fragestellung berechnen lassen. Aufgrund fehlender Literaturdaten wird angenommen, dass sich unter Kompressionsbehandlung eine durchschnittliche Abnahme des Unterschenkelvolumens von 100 ml mit einer vorgegebenen Standardabweichung verifizieren lässt. Aufgrund dieser Annahme wurde für eine klinisch relevante Überlegenheit der Kompressionstherapie gegenüber einer Placebobehandlung eine Abnahme ≥50 ml festgelegt. Äquivalenz zwischen Kompressionstherapie und Rosskastanienextrakt-Behandlung wurde definiert mit einer Unterschenkelvolumendifferenz unter 50 ml.

Im Abschlussbericht der klinischen Prüfung findet sich zudem ein Hinweis, dass mindestens 200 Patienten in die Studie aufgenommen werden sollten. Angepeilte Patientenzahl für den Beginn der Run-In-Phase waren 250 Patienten, um die Mindestzahl der Patienten auch dann gewährleisten zu können, wenn Einschlusskriterien nicht erfüllt wurden und die Teilnahme an der Untersuchung verweigert wurde.

Abschließende Bewertung

Nach Durchsicht der Originalpublikation ist anzunehmen, dass es sich bei der vorliegenden Untersuchung um eine echte randomisierte Studie handelt. Allerdings ist eine Bewertung der Qualität der Randomisierung für den Leser aufgrund fehlender Angaben in der Originalpublikation nicht möglich. Erst der Kontakt mit den Studienverantwortlichen erbrachte weitergehende Informationen.

Anhand des Abschlussberichts lässt sich nachvollziehen, dass die Randomisierung als Telefonrandomisierung über die firmeneigene Abteilung Biometrie mit Hilfe computergenerierter Zuteilungstafeln vorgenommen wurde. Die Randomisierung wurde in zwei Etappen durchgeführt:

1. Vorrandomisierung 3:2 medikamentöser Behandlungsarm (Placebo oder Rosskastanienextrakt): Kompressionsbehandlung mittels (⇨) Blockrandomisierung. Die Blockgröße war den Prüfärzten nicht bekannt, allerdings war aufgrund der Randomnummer (K für Kompression; M für Medikamentös) bereits zu diesem Zeitpunkt bekannt, welcher Patient eine Kompressionstherapie und welcher Patient eine medikamentöse Behandlung erhalten sollte.
2. Dynamische Anpassung für Patienten, die während der Run-in-Phase ihre Teilnahme verweigerten, endgültige Zuteilung am Ende der Run-In Phase im Verhältnis 1:2:2.

Nach Kenntnis des Abschlussberichts war bereits vor dem endgültigen Einschluss der Patienten in die Studie klar, ob ein Patient Kompression oder Medikament erhalten sollte. Bewusste oder unbewusste Selektionsmechanismen vor der endgültigen Zuteilung zu den Behandlungsgruppen – wenn auch nur in geringem Ausmaß, da von 262 vorrandomisierten Patienten insgesamt 240 Patienten in die Studie aufgenommen wurden – sind daher nicht ganz auszuschließen (⇨ Randomisierung). Die Forderung einer frühstmöglichen endgültigen Zuteilung der Probanden zu den Behandlungsgruppen war zumindest nicht erfüllt. Zusätzliche Angaben zum Randomisierungsverfahren in der Originalpublikation wären wünschenswert gewesen.

8.1.2 BEURTEILUNG DER ERGEBNISSE

1. Sind alle in die Studie aufgenommenen Patienten auch in der Auswertung wiederzufinden (Verlust beim Follow-up)?

Gerade bei langandauernden Untersuchungen kommt es häufig zum Verlust von Studienteilnehmern. Da zu Beginn einer klinischen Studie die Zuteilung der Studienteilnehmer zufällig vorgenommen wurde, um systematische Verzerrungen aufgrund ungleichmäßiger Verteilung den Krankheits- bzw. Heilungsverlauf beeinflussender Parameter zu vermeiden, müssen möglichst alle Daten der eingeschlossenen Patienten in die Berechnung des Behandlungserfolges mit einfließen. Dies trifft auch für die Daten der Patienten zu, die – aus welchen Gründen auch immer – das eigentliche Studienende nicht erreichten (⇨ Drop-out). Mit zunehmender Anzahl von Drop outs nimmt die Validität des Studienergebnisses ab. Um die Validität eines Ergebnisses richtig beurteilen zu können, bedarf es genauer Angaben zu Anzahl und Gründen der Studienabbrüche. Gab es keine Studienabbrüche, sollte dies ebenfalls erwähnt sein.

Antwort
Insgesamt wurden 262 Patienten in die Run-in-Phase aufgenommen. Nach der 2 wöchigen Auswaschzeit (alle Patienten erhielten in dieser Zeit ausschließlich eine Behandlung mit Placebo) wurden 240 Patienten (davon 194 Frauen) in die Studie aufgenommen und in eine der drei Behandlungsgruppen randomisiert. In der Auswertungtabelle sind alle Patientendaten dieser 240 Patienten zu finden. Dies ist darauf zurückzuführen, dass alle Patienten – gemäß des (⇨) Intention-to-treat-Prinzips – mit dem letztverfügbaren Messpunkt bis zum Ende der Studie weitergeführt wurden, auch wenn diese Patienten die Studie zwischenzeitlich abgebrochen hatten.

Über den gesamten Studienverlauf von 12 Wochen scheint es gemäß der Originalpublikation keine Verluste an Studienteilnehmern gegeben zu haben. Allerdings wird hierzu von Seiten der Autoren kein Hinweis gegeben.

Nähere Angaben zu den Verlusten in den einzelnen Behandlungsgruppen finden sich jedoch auch hier im Abschlussbericht: 3 % unter Kompression, 4 % unter Rosskastanie, 7 % unter Placebotherapie.

2. Wurden die Patienten in der Gruppe ausgewertet, in die sie zu Beginn der Studie eingeteilt wurden (Intention-to-treat-Analyse)?

Grundsätzlich gibt es zwei Möglichkeiten die erhobenen Patientendaten zu analysieren:

1. Alle Patienten werden in den Gruppen ausgewertet, in die sie auch durch Randomisierung eingeteilt wurden, unabhängig davon ob die Gruppe gewechselt oder die Behandlung abgebrochen wurde (⇨ Intention-to-treat-Analyse).
2. Die Patienten werden in den Gruppen analysiert, deren Behandlung sie auch bekommen haben oder werden heraus gerechnet, wenn sie das Studienende nicht erreicht haben (⇨ Per-protocol-Analyse).

Bei der Intention-to-treat-Analyse wird die strukturelle Vergleichbarkeit der Behandlungsgruppen, welche durch die Randomisierung zu Beginn der Untersuchung mit großem Aufwand erreicht wurde, auch bei der Ergebnisberechnung beibehalten. Alle anderen Analyseverfahren führen zwangsläufig zur Verfälschung der Resultate. Aus diesem Grund wird für die Erhebung valider Ergebnisse die Durchführung einer Intention-to-treat-Analyse gefordert.

Antwort
Es wurde eine Intention-to-treat-Analyse durchgeführt.

3. Waren die Studienbeteiligten gegenüber der durchgeführten Therapie verblindet (doppelblinder Studienansatz)?

Es ist bekannt, dass nicht vollständig verblindete Untersuchungen zu besseren Behandlungseffekten führen als Doppelblindstudien [2,14]. Um eine (⇨) vollständige Verblindung zu gewährleisten, ist es notwendig, dass die Behandlungsverfahren in den Behandlungsgruppen nach außen hin nicht zu unterscheiden sind. Dies kann beispielsweise durch die Gabe eines geeigneten (⇨) Placebos erreicht werden.

Antwort
Bei der gewählten Studienanordnung war es unmöglich, eine vollständige Verblindung der Patienten und des behandelnden Arztes durchzuführen (Kompression gegenüber medikamentöser Behandlung). Sowohl Arzt als auch die medikamentös behandelten Patienten waren jedoch gegenüber der durchgeführten Arzneimitteltherapie (Placebo oder Rosskastanienextrakt) verblindet. Nach den Angaben im Abschlussbericht wurde das Placebo von der Sponsorenfirma hergestellt und war in Gestalt, Größe und Aussehen mit dem Verum identisch. Da es sich um Kapseln handelte, wären Angaben zur Vergleichbarkeit von Aussehen, Geschmack und Geruch des Kapselinhaltes der Placebo- und der Verumzubereitung hilfreich gewesen. Angaben zur Verblindung des auswertenden Arztes bzw. des Biometrikers fehlen in der Publikation. Bei einer lege artis durchgeführten Randomisierung rückt die Verblindung des Studienpersonals zwar in den Hintergrund. Allerdings kann nicht ganz ausgeschlossen werden, dass eine fehlende Verblindung zu einer Unter- oder Überschätzung des Therapieeffektes führte.

FRAGENKATALOG

4. Waren die Behandlungsgruppen beim Start der klinischen Prüfung vergleichbar (Ausschluss verschiedener Bias-Ursachen)?

Die strukturelle Vergleichbarkeit der Behandlungsgruppen sollte nach Randomisierung des Patientenkollektivs in die einzelnen Gruppen überprüft werden, soweit dies möglich ist. Meist wird in den Veröffentlichungen hierzu eine Tabelle zu finden sein, die entsprechende Angaben für die einzelnen Behandlungsgruppen macht, wie beispielsweise Alter, Geschlecht, Dauer und Schweregrad der Erkrankung, sowie zu anderen ermittelbaren Faktoren, die den Krankheitsverlauf und die Prognose der untersuchten Erkrankung beeinflussen können. Anhand dieser Tabellen ist zu überprüfen, ob es zwischen den Behandlungsgruppen strukturelle Unterschiede gibt, die das Studienergebnis verfälschen könnten.

Antwort
In der vorliegenden Originalpublikation gibt es lediglich einen Hinweis auf die Vergleichbarkeit der Behandlungsgruppen: „Das Alter der Patienten (Durchschnittsalter = 52 Jahre), das Geschlecht, das Körpergewicht und die Körpergröße, sowie Charakteristika der venösen Erkrankung waren homogen zwischen den Behandlungsgruppen verteilt."
Eine Tabelle, die diese Behauptung auch inhaltlich stützen könnte, fehlt leider in der Publikation. Um den Leser in die Lage zu versetzen, sich über die Qualität der Randomisierung Klarheit zu verschaffen, wäre eine solche Tabelle ausgesprochen nützlich gewesen. Auch hier gibt der Abschlussbericht jedoch detaillierte Auskünfte, die die Aussage in der Publikation stützen.

5. Wurden beide Gruppen auch neben dem Studiengeschehen gleich behandelt (Behandlungsgleichheit)?

Diese Angaben werden benötigt, um zu beurteilen, ob die teilnehmenden Patienten neben der zu untersuchenden therapeutischen Maßnahme zusätzliche Maßnahmen erhielten, die den prognostischen Verlauf der Erkrankung beeinflussen könnten.

Antwort
Auch hierzu fehlen detaillierte Angaben. In unserem Fall könnte beispielsweise eine zusätzliche Einnahme von harntreibenden Mitteln oder abführenden Mitteln die Ausschwemmung von Flüssigkeitsansammlungen verbessert haben. Eine ungleichgewichtige Verteilung dieser Personen auf die Behandlungsgruppen würde zwangsläufig zu einer Verzerrung der Resultate führen.

Auch hier gibt der Abschlussbericht detailliertere Auskünfte: Nichtzulässige Begleittherapie waren Venenpharmaka, Diuretika, ausgenommen der studienprotokolleigenen Einnahme, Herzglykoside und ACE-Hemmer bei Herzinsuffizienz. Benötigten Patienten zwingend diese Medikation, waren sie von der Teilnahme an der Studie ausgeschlossen. Alle anderen Begleitmedikationen waren erlaubt. Angaben, um welche es sich dabei handelte und wie diese über die Behandlungsgruppen verteilt waren, fehlen.

6. Wie viele der möglichen Patienten wurden tatsächlich in die Studie aufgenommen?

Diese Frage soll die Repräsentativität der Untersuchung für ein gemäß den Einschlusskriterien definiertes Kollektiv beantworten. Werden beispielsweise viele Patienten, die an der zu untersuchenden Erkrankung leiden, nicht in die Studie aufgenommen, ist das Studienergebnis nicht unbedingt auf alle Patienten zu übertragen.

Antwort

Insgesamt wurden 262 Patienten in die Run-In-Phase aufgenommen. Nach der 2 wöchigen Auswaschzeit (alle Patienten erhielten in dieser Zeit ausschließlich eine Behandlung mit Placebo) wurden 240 Patienten (davon 194 Frauen) in die Studie aufgenommen und in eine der drei Behandlungsgruppen randomisiert. 22 Patienten wurden demnach nicht in die Studie eingeschlossen (6 aus der Kompressionsbehandlungsgruppe und 16 aus der medikamentösen Behandlungsgruppe), obwohl sie an der Erkrankung litten. 9 Patienten davon erfüllten nicht die Einschlusskriterien, und die restlichen 13 Patienten weigerten sich, an der Studie teilzunehmen. Laut Abschlussbericht zeigte eine nähere Untersuchung dieser Patienten, dass diese älter waren und Hinweise auf ein stärker ausgeprägtes Krankheitsbild bestanden. Angaben, wieviele Patienten gemäß den Aufnahmekriterien in die Run-In-Phase hätten eingeschlossen werden können, fehlen. Unter der Annahme, dass die 262 Patienten, die tatsächlich in die Run-In-Phase aufgenommen wurden, die gesamte Anzahl der gemäß Prüfprotokoll möglichen Patienten darstellten, scheint das Studienkollektiv (unter Beachtung der Ausschlusskriterien s. u.) repräsentativ zu sein für das typische Patientenkollektiv (Frauen, Durchschnittsalter 52 Jahre).

7. Wurden Subgruppenanalysen durchgeführt? Wenn ja, wie viele? Waren die Subgruppen zu Beginn der klinischen Prüfung bereits definiert (Auswertungsfehler)?

Subgruppenanalysen müssen bereits bei der Planung der Studie festgelegt sein und sollten im Prüfprotokoll Erwähnung finden. Zahlreiche Subgruppenanalysen lassen den Schluss zu, dass mit einer ungezielten Analyse der vorliegenden Daten der Versuch unternommen werden sollte, statistisch signifikante Ergebnisse zu erhalten (siehe Kap. 9.9). Derartige Analysen taugen allenfalls zur Generierung von Hypothesen, welche in gesonderten Untersuchungen näher geprüft werden müssen. Als Nachweis zur Wirksamkeit einer therapeutischen Maßnahme sind sie nicht geeignet.

Antwort
Eine Subgruppenanalyse wurde nicht durchgeführt.

Abschließende Bewertung

Die Angaben zur Methodik der Durchführung und Auswertung lassen auf valide Ergebnisse hoffen. Allerdings fehlen in der Originalpublikation einige Angaben zur Struktur- und Behandlungsgleichheit der Behandlungsgruppen. Zur besseren Einschätzung der Ergebnisqualität wären zusätzliche Angaben wünschenswert gewesen.

8.1.3 KLINISCHE RELEVANZ DER STUDIENERGEBNISSE

1. Wie heißt die primäre Zielgröße (Surrogatparameter)? Mit welchen Messmethoden wurde der Therapieeffekt gemessen?

Ist der gewählte Endpunkt klinisch relevant? Klinische relevante Endpunkte sind Mortalität und Morbidität. (⇨) Surrogat-Marker wie beispielsweise die Zunahme der Knochendichte, die Abnahme der HbA1C-Werte, oder auch die Ödemreduktion können nicht in jedem Fall als Platzhalter für klinisch relevante Endpunkte fungieren. Bei der Wahl der Messmethodik ist die Reproduzierbarkeit der Ergebnisse von großer Bedeutung. Bei Multicenterstudien ist darüber hinaus von Bedeutung, dass die gewählten Methoden zuvor standardisiert wurden.

Antwort

Als primärer Endpunkt wurde die Abnahme des Unterschenkelvolumens nach 12 Wochen bestimmt. Mit wasserplethysmometrischer Volumenmessung nach dem Verdrängungsprinzip wurde das jeweils stärker betroffene Bein kontrolliert. Die Reproduzierbarkeit der Messwerte bei dieser Methode wird mit einem mittleren Variationskoeffizienten von 0,14 % bei einem Standardkörper und von 0,48 % bei einem Menschen angegeben. Die Messung erfolgte laut Abschlussbericht nach einem standardisierten Protokoll (gleiche Tageszeit, sitzender Patient, gleiche Temperatur). Eine klinisch relevante Überlegenheit der Kompressionstherapie gegenüber der Placebobehandlung wurde mit einer Mindestdifferenz von mehr als 50 ml (Differenz Placebo zu Kompression) festgelegt. Für die therapeutische Äquivalenz von Kompressionstherapie und oraler Therapie mit Rosskastanienextrakt wurde eine Differenz von weniger als 50 ml angenommen. Mittlerweile gibt es ein gemeinschaftlich von Wissenschaftlern aus Österreich, Deutschland und der Schweiz entwickeltes Prüfprotokoll für eine qualitativ hochwertige Untersuchung von Venentherapeutika, in dem die wünschenswerten Endpunkte mit Ödemreduktion, Progressionsstop über 1 Jahr, sowie Verbesserung subjektiver Parameter anhand validierter Lebensqualität-Fragebögen angegeben sind [8]. Als Mindestdauer dieser Untersuchung werden daher auch 6–12 Monate gefordert.

2. Wie groß ist der Therapieeffekt? Wie präzise wurde der Therapieeffekt geschätzt?

Die Messung der Unterschenkelvolumina stellt eine kontinuierliche Messgröße dar. Daher wird als Endergebnis die Differenz der Ausgangs- und Endwerte zusammen mit der jeweiligen Standardabweichung angegeben. In Untersuchungen, welche diskrete Zielgrößen analysieren (Zielereignis ja/nein, beispielsweise: Mortalität, unerwünschte Wirkung etc.) werden Messgrößen wie Relatives Risiko, absolute Risikoreduktion und die Number needed to treat angegeben (siehe Kap. 9).

Antwort

Als Ergebnisse der Untersuchung wurde die Differenz der Unterschenkelvolumina zwischen Baseline und der letzten Messung während der Untersuchung angegeben und zwar 43,8 ± 11,4 ml unter Rosskastanienextrakt, 46,7 ± 8,2 ml unter Kompressionstherapie und 9,8 ± 15,0 ml unter

Placebobehandlung. Zwischen Kompressions- und Rosskastanienextraktbehandlung gibt es gemäß der festgelegten Hypothese keinen statistisch signifikanten Unterschied. Sowohl für die Kompression als auch für die Behandlung mit Rosskastanienextrakt ist der Unterschied im Vergleich zu Placebo wohl statistisch signifikant, jedoch nach der zuvor festgelegten statistischen Hypothese nicht klinisch relevant (siehe Kap. 9.9.5). Im Abschlussbericht der klinischen Prüfung wird darauf hingewiesen, dass die Feststellung der relevanten Überlegenheit der Standardtherapie (Kompression) eine Voraussetzung für den Test auf irrelevanten Unterschied zwischen Standardtherapie und oralem Rosskastanienextrakt war, um auszuschließen, dass der Irrelevanzbereich zu nahe am Plazebobereich zu liegen kommt.

3. Sind die Ergebnisse der Subgruppenanalyse valide?

Subgruppenanalyse (s. o. und Kap. 3).

Antwort
Es gibt in der vorliegenden Untersuchung keine Subgruppenanalyse.

4. Gibt es Angaben zu unerwünschten Wirkungen und deren Häufigkeit?

Bei der Entscheidung, ob eine therapeutische Maßnahme für den Patienten von Nutzen sein wird, sollte neben der klinischen Wirksamkeit auch das Nebenwirkungsprofil dieser Maßnahme in Betracht gezogen werden. Erst die Kenntnis des Nutzen/Risiko-Profils einer therapeutischen Maßnahme zusammen mit den individuellen Patientendaten ermöglicht eine fundierte, evidenzbasierte Entscheidung. Bei neuartigen Wirkstoffen ist aufgrund ihrer noch begrenzten Anwendungsdauer eine abschließende Bewertung ihres Nutzen/Risiko-Profils meist nicht möglich. In solchen Fällen sind – wenn nicht zwingende Gründe dagegen sprechen – Standardtherapeutika vorzuziehen.

Antwort
Zu den unerwünschten Wirkungen der therapeutischen Maßnahmen wurden keine dezidierten Angaben veröffentlicht. In der Originalpublikation findet sich lediglich die Aussage, dass zwischen den Behandlungsgruppen keine signifikanten Unterschiede in der Inzidenz von unerwünschten Wirkungen zu finden war. Es gab offensichtlich keine ernsthaften Nebenwirkungen. Die Compliance unter Arzneimitteltherapie lag bei 98 %, unter Kompressionstherapie bei 90 %. Angaben, wie die Compliance ermittelt wurde, fehlen in der Originalpublikation.

5. Ist ein eventuell vorhandener Interessenskonflikt angegeben (Sponsoring)?

Antwort
Am Ende der Originalpublikation findet sich eine Danksagung: Die Untersuchung wurde durch einen Hersteller eines standardisierten Rosskastanienextrakt-Präparates unterstützt.

Abschließende Bewertung

Die vorliegende Publikation gibt genaue Angaben zur gemäß Prüfprotokoll fixierten Arbeitshypothese. Unter anderem wird festgelegt, welche Unterschenkelvolumen-Abnahmen als klinisch relevant angesehen werden. Die Annahme deckt sich mit den in der Literatur beschriebenen individuellen Tagesschwankungen der Unterschenkelvolumina von 20–70 ml [16]. Das durchschnittliche Ödemvolumen bei Patienten mit chronisch venöser Insuffizienz wird mit 220 ml angegeben [4]. Die in der Studie gefundenen Volumenabnahmen von 43,8 ± 11,4 ml unter Rosskastanienextrakt bzw. 46,7 ± 8,2 ml unter Kompressionstherapie gegenüber 9,8 ml ± 15,0 ml unter Placebo liegen somit im Bereich der Tagesschwankungen und erfüllen nicht die Forderungen der Autoren von klinischer Relevanz.

8.2 ENTSCHEIDUNGSFINDUNG

1. Wie viele Patienten müssen therapiert werden, um den beschriebenen Effekt einmal zu erhalten (NNT)?

Die Number needed to treat gibt die Anzahl der Patienten an, welche therapiert werden müssen, um ein unerwünschtes Ereignis zu verhindern bzw. ein erwünschtes Ereignis zu erhalten (siehe Kap. 9.5). Die Number needed to treat kann für therapeutische Maßnahmen, welche an diskreten Zielgrößen wie die Senkung der Mortalität bzw. die Vermeidung eines unerwünschten Ereignisses untersucht wurden, angegeben bzw. selbständig errechnet werden. Im Gegensatz zum relativen Risiko ist die NNT ein griffiger Parameter, der Ihnen die Entscheidungsfindung in der Praxis erleichtern kann.

Antwort

Um für eine kontinuierliche Zielgröße (Abnahme des Unterschenkelvolumens in ml) eine NNT angeben zu können, bedarf es einer Transformation der Einzeldaten in eine binäre Zielgröße. Hierzu ist die Definition eines Therapieerfolges notwendig, beispielsweise Patienten mit >50 ml und Patienten mit ≤ 50 ml Unterschenkelvolumenabnahme nach 12 Wochen. Liegen diese vor, kann mittels der Vierfeldtafel eine NNT berechnet werden.
Im vorliegenden Fall ist die Berechnung einer NNT mangels Einzeldaten nicht möglich.

2. Ist das Studienkollektiv mit dem individuellen Patienten vergleichbar (Repräsentativität)?

Zur Beantwortung dieser Frage sind die Ein- und Ausschlusskriterien für das Studienkollektiv wichtig und müssen mit den individuellen Patientendaten verglichen werden.

Antwort

In die Studie wurden laut Originalpublikation Frauen und Männer über 18 Jahre eingeschlossen, welche an substantiellen Unterschenkelödemen aufgrund einer chronisch venösen Insuffizienz litten. Diese Diagnose war durch Anamnese, klinische Befunde und Doppler- und/oder Duplexsonographie verifiziert. Von 240 Patienten waren 194 Frauen. Ausgeschlossen wurden Patienten, welche in den letzten 6 Wochen vor Beginn der Run-In-Phase venentherapeutische Arzneistoffe erhielten. Im Abschlussbericht findet sich eine Reihe weiterer Ein- und Auschlusskriterien. Unsere Patientin wäre ebenfalls in die Studie aufgenommen worden.

3. Stehen die Studienergebnisse in Widerspruch zu bereits bekannten klinischen Ergebnissen? Soll besser eine Metaanalyse abgewartet werden?

Allein anhand der Studienergebnisse einer einzelnen Untersuchung lässt sich selten die klinische Evidenz zu einer bestimmten Fragestellung erheben. Falls andere Untersuchungen vorhanden sind, die dieselbe Fragestellung bearbeiten, kann die Zusammenführung dieser Ergebnisse in einer Metaanalyse sinnvoll sein. Zumindest ein systematisches Review, welches die vorhandene klinische Evidenz zusammenführt und evaluiert, sollte angeregt werden (siehe Kap. 7.3.2).

Antwort

Weitere randomisierte Untersuchungen zu der oben genannten Fragestellung gibt es kaum. Eine Untersuchung an einem deutlich kleineren Studienkollektiv (23 Patienten mit chronisch venöser Insuffizienz) zeigt die klinische Wirksamkeit einer Kompressionstherapie (Grad II) im Vergleich zu Rosskastanienextrakt zweimal täglich 50 mg und kommt dabei zu anderen Ergebnissen. Während unter Kompressionsbehandlung eine Unterschenkelvolumenabnahme von 230,0 ± 24,6 ml möglich war, betrug unter Rosskastanienextrakteinnahme die Unterschenkelvolumenabnahme lediglich 89,6 ± 30,2 ml [9]. Derartig unterschiedliche Ergebnisse bei gleicher klinischer Fragestellung können in systematischen Reviews zusammengeführt und bewertet werden. Bei ausreichenden Daten bietet sich zur Abschätzung der vorliegenden Evidenz die Durchführung einer Metaanalyse an (siehe Kap. 7.3.2). Darüber hinaus gibt es ein systematisches Review zur Wirksamkeit der Kompressionsbehandlung bei Unterschenkelulcera, welches zu einer positiven Einschätzung der Kompressionsbehandlung kommt [3]. Da Unterschenkelulcera die Resultante einer chronisch venösen Insuffizienz darstellen und zudem die Studienergebnisse hier einen deutlichen Vorteil gegenüber keiner Behandlung finden, drängt sich die Frage auf, ob der geringe Nutzen der Kompressionstherapie bei der vorliegenden Untersuchung nicht auch auf eine unzureichende Kompression zurückgeführt werden kann. Möglicherweise könnte eine weitere Untersuchung dieser Frage nachgehen.

Abschließende Bewertung

Nach der vorliegenden Untersuchung sind Kompressionstherapie (Klasse II) und eine orale Rosskastanienextraktbehandlung im Vergleich zu Placebo zwar äquieffektiv, aber gemäß den Forderungen im Prüfprotokoll klinisch gleichermaßen nicht relevante Maßnahmen. Die Kompressionstherapie wird anhand des derzeit bekannten klinischen Datenmaterials als Standardtherapie für die chronisch venöse Insuffizienz angesehen. Die therapeutische Äquivalenz oraler Venentherapeutika kann demgegenüber nach dem derzeitigen Wissensstand nicht abschließend bewertet werden. Hierzu erscheinen weitere ausreichend lange Studien (6–12 Monate) mit einem entsprechend standardisierten und hochwertigen Studienprotokoll sowie mit klinisch relevanten Endpunkten notwendig [7].

THE LANCET

Ein Vergleich der Therapie von Kompressionsstrümpfen mit oral verabreichtem Rosskastanien-Samenextrakt bei Patienten mit chronisch-venöser Insuffizienz.

C. Diehm (stellvertretend für das Steering Committee und die Prüfärzte), H. J. Trampisch, S. Lange, C. Schmidt, Lancet: (1996) 347: 292–294.

ZUSAMMENFASSUNG

Hintergrund

Erkrankungen des venösen Systems sind weit verbreitete Störungen und in manchen Fällen die Konsequenz der modernen Zivilisation und gehören zu den Hauptthemen der Sozial- und Arbeitsmedizin. Die vorliegende Studie wurde durchgeführt, um die Wirksamkeit (hinsichtlich der Ödemminderung) und Sicherheit von Kompressionsstrümpfen der Klasse II und Rosskastaniensamen-Trockenextrakt, RKSE (Horse Chestnut Seed Extract, HCSE, 50 mg Aescin, zweimal täglich) zu vergleichen.

Methoden

Die Gleichwertigkeit der beiden Therapien wurde mittels einer Studie mit einem neuartigen hierarchisch-statistischen Design an 240 Patienten mit chronisch-venöser Insuffizienz untersucht. Die Patienten wurden in dieser randomisierten, teilweise blinden, placebo-kontrollierten Parallelstudie über einen Zeitraum von 12 Wochen behandelt.

Befunde

Das Unterschenkelvolumen des stärker betroffenen Beines verringerte sich durchschnittlich um 43,8 ml (n=95) nach Behandlung mit RKSE und um 46,7 ml (n=99) nach Kompressionstherapie, während es um 9,8 ml (n=46) unter Plazebo zugenommen hat, nach 12 Wochen Behandlungszeit in der ITT-Gruppe (intention to treat; Konfidenzintervalle 95 %: RKSE 21,1–66,4; Kompression 30,4–63,0; Plazebo 40,0–20,4). RKSE (p=0,005) und Kompression (p=0,002) erreichten signifikante Ödemminderungen im Vergleich zu Plazebo. Beide Therapieformen erwiesen sich als gleichwertig (p=0,001). Dennoch konnte die Kompressionsbehandlung unter diesen Stuienbedingungen und mit diesem statistischen Verfahren nicht als Standard bestehen.

RKSE und Kompression waren beide gut verträglich, und es wurden im Zusammenhang mit der Behandlung keine schwerwiegenden Ereignisse berichtet.

Interpretation

Die Ergebnisse deuten darauf hin, dass Kompressionsstrümpfe und die RKSE-Verabreichung wirksame alternative Therapieformen für die Behandlung von Patienten mit Ödemen als Folge chronisch-venöser Insuffizienz darstellen.

EINLEITUNG

Chronisch-venöse Insuffizienz kann nicht als geringfügige gesundheitliche Störung abgetan werden; Patienten mit Erkrankungen des venösen Systems müssen in Krankenhäusern und Sanatorien behandelt werden, zum Teil auch mittels operativer Eingriffe, und häufig bedingen diese Krankheiten die verfrühte Pensionierung. Das therapeutische Ziel der Behandlung venöser Insuffizienz konzentriert sich auf die Intervention in einem frühen und therapeutisch günstigen Stadium des Krankheitsprozesses, um zeitaufwendige und kostspielige Komplikationen zu vermeiden [1]. Die Verringerung der gesteigerten Kapillarpermeabilität und der damit verbundenen Ödeme könnte zur Besserung der Mikrozirkulation in den Kapillaren führen und – möglicherweise – die Geschwürbildung verhindern oder verzögern.

Gegenwärtig werden zu diesem Zweck zwei grundlegende Therapieformen eingesetzt:

- Die Standardmethode der mechanischen Kompression (Bandagen und Strümpfe) [2] sowie
- der Einsatz venoaktiver Substanzen (z. B. Rosskastanien-Samenextrakt (RKSE), der eine hemmende Wirkung auf die Proteinpermeabilität der Kapillaren ausübt) [3–5].

Da die Kompressionsbehandlung unpraktisch und unbequem ist und Therapietreue (compliance) der Patienten gering ist, stellt die pharmakologische Intervention eine attraktive Option dar. Die Wirksamkeit von RKSE hinsichtlich der Verringerung von Ödemen bei Patienten mit chronisch-venöser Insuffizienz wurde in mehreren klinischen Studien berichtet [6–8]. Dagegen fehlte bisher eine Untersuchung zum Nachweis der Gleichwertigkeit von Kompressions- und RKSE-Therapie im Sinne einer aktiv kontrollierten Äquivalenzstudie.

Bestehende methodologische Schwierigkeiten im Zusammenhang mit der äußeren und inneren Validität bei 2-seitigen Äquivalenzstudien [9] lassen sich durch die Einbeziehung einer Plazebo-Behandlungsgruppe vermeiden.

Daraus ergeben sich zwei Vorteile:

- Zum einen macht der Vergleich mit Plazebo es möglich, die Wirksamkeit der Standardtherapie zu beurteilen, d.h. in diesem Fall der Kompression (äußere Validität). Dies war in unserer Studie notwendig, da die Wirksamkeit der Kompression hinsichtlich der Ödemverminderung noch nicht nachgewiesen wurde.
- Zum zweiten boten die Randomisierung und die Verblindung der pharmakologischen Gruppe dieser Studie (RKSE und Plazebo) einen ausreichenden Schutz vor der Voreingenommenheit hinsichtlich der Gleichwertigkeit von RKSE und der Kompression (innere Validität).

Auf diese Weise prüfen wir die

- Wirksamkeit der Kompressionstherapie gegenüber Plazebo;
- Wirksamkeit von RKSE gegenüber Plazebo;
- Gleichwertigkeit (höchstens irrelevante Unterlegenheit) von RKSE und Kompression sowie
- relevante Überlegenheit der Kompression gegenüber Plazebo als Vorbedingungen vor der Äquivalenzprüfung.

Die letztere Beurteilung sollte dazu dienen, die Kompressionstherapie als eine authentische Standardmethode zu etablieren.

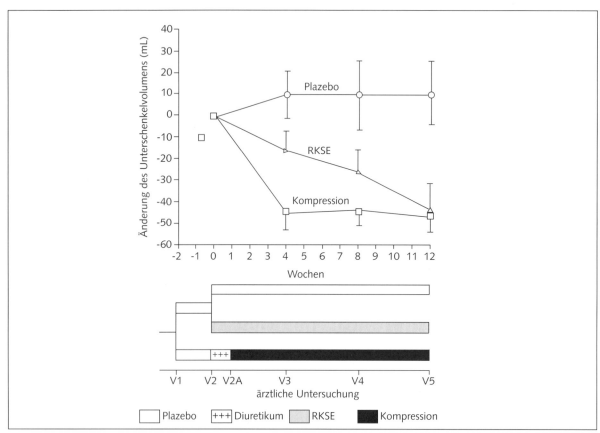

Abb. 8.1 Gestaltung der Studie (unterer Teil) und Unterschiede (mittlerer SEM) im Unterschenkelvolumen gegenüber Nullzeitpunkt (oberer Teil)

METHODEN

Randomisierung und Gestaltung der Studie

Die Studiendauer betrug 12 Wochen im Anschluss an eine 2-wöchige run-in-Phase mit Plazebo (siehe Abb. 8.1). Anschließend (am Zeitpunkt V2) wurden die Patienten im Verhältnis von 2:2:1 randomisiert den Gruppen Kompression, RKSE, 1 Kapsel, 50 mg Aescin, 2 x täglich) oder Plazebo (1 Kapsel, 2 x täglich) zugeordnet. Die der Kompressionsbehandlung zugeteilten Patienten erhielten 7 Tage lang 1 x täglich ein Diuretikum (25 mg Hydrochlorthiazid/50 mg Triamteren), um die bestmögliche Anpassung des Strumpfes an das dadurch möglichst gut ausgeschwemmte Bein zu ermöglichen. Danach erhielten die Patienten individuell angepasste Kompressionsstrümpfe der Klasse II.

In die Studie wurden Männer und Frauen eingeschlossen, die älter als 18 Jahre waren und beträchtliche Unterschenkelödeme aufgrund chronisch-venöser Insuffizienz aufwiesen (bestätigt durch Krankengeschichte, klinische Befunde und venöse Doppler- und/oder Duplex-Sonographie). Patienten, die innerhalb der 6 Wochen vor der run-in-Phase venotherapeutische Arzneimittel erhalten hatten, wurden von der Teilnahme ausgeschlossen. Das Tragen elastischer Strümpfe wurde nicht als Ausschlusskriterium bewertet, da keine über die 2-wöchige run-in-Phase hinaus anhaltenden Auswirkungen zu erwarten waren. Demnach lagen zu Beginn der Studie zum Zeitpunkt V2 (Baseline) maximale Ödeme vor und zwar unabhängig davon, ob die Patienten vor dem Zeitpunkt VI mittels Kompression oder durch pharmakologische Substanzen behandelt worden waren.

Volumenmessung

Zur Messung des Unterschenkelvolumens des stärker betroffenen Beines zum Zeitpunkt Baseline sowie nach 4-, 8- und 12-wöchiger Therapie wurde die Wasserverdrängungs-Plethysmometrie [10] unter standardisierten Bedingungen eingesetzt. Die Reproduzierbarkeit dieser Methode wird durch einen mittleren Schwankungskoeffizienten von 0,14 % bei Verwendung eines Standardkörpers und 0,48 % bei einem menschlichen Körper beschrieben. Die Differenz zwischen den logarithmisch-transformierten Volumendaten von Baseline und dem Studienendpunkt nach 12 Wochen wurde als die primäre Ergebnisvariable verwendet.

Analyse

Für die statistischen Analysen der therapeutischen Wirksamkeit von Kompression und RKSE wurden zweiseitige zentrale t-Tests zur Beurteilung von sowohl Kompression als auch RKSE gegenüber Plazebo durchgeführt. Die Beurteilungen der Gleichwertigkeit von RKSE und Kompression sowie der Überlegenheit der Kompression gegenüber Plazebo wurden statistisch folgendermaßen definiert:
H_0: $\Delta/\sigma \geq 0{,}5$ gegenüber H_1: $\Delta/\sigma < 0{,}5$ und H_0: $\Delta/\sigma \leq 0{,}5$ gegenüber H_1: $\Delta/\sigma > 0{,}5$ (Δ: mittlerer Unterschied zwischen Kompression und RKSE bzw. mittlerer Unterschied zwischen Kompression und Plazebo; σ: zusammengefasste Standardabweichung).

Die Beurteilung der Äquivalenz von Kompression und RKSE sowie der Überlegenheit der Kompression gegenüber Plazebo wurden mittels nicht zentraler t-Tests geprüft. Eine Anpassung des α-Niveaus (5 %) war wegen der hierarchischen Sequenz der Tests nicht erforderlich.

Da keine Daten aus kontrollierten klinischen Studien verfügbar waren, beruhten Teilnehmerzahl und Wirksamkeitsschätzungen auf der Basis eines mittleren Unterschiedes von 100 ml zwischen Kompression und Plazebo bei einer Standardabweichung von 100 ml. Der willkürlich als „relevanter überlegener" Unterschied der Unterschenkelvolumina festgelegte Wert (Kompression gegenüber Plazebo) und der „irrelevant unterlegene" Unterschied (Kompression gegenüber RKSE) von jeweils 0,5 entspricht bei den oben gemachten Annahmen einem Volumen von 50 ml.

ERGEBNISSE

Von den 262 eingeschlossenen Patienten wurden nach der run-in-Phase 240 (davon 194 Frauen) in die Studie aufgenommen und der Kompressionsgruppe (99 Patienten), der RKSE-Gruppe (95 Patienten) oder der Plazebogruppe (46 Patienten) zugeteilt. Von den 22 von der Teilnahme an der Studie ausgeschlossenen Patienten waren bei 9 die Aufnahmekriterien nicht erfüllt und 13 Patienten weigerten sich, an der Studie teilzunehmen.

Das Alter der Patienten (Mittelwert = 52 Jahre), Geschlecht, Körpergewicht und -größe sowie Eigenschaften der venösen Erkrankung waren unter den Studiengruppen homogen verteilt. Chronisch-venöse Insuffizienz lag bei den meisten Patienten (55 %) seit 5 Jahren oder länger vor, bei 32 % der Patienten zwischen 1 und 5 Jahren, während bei 13 % der Patienten diese Störung seit weniger als einem Jahr vorlag. Klinische phlebologische Untersuchungen ergaben das Vorliegen von kutanen Störungen in Form von Hyperpigmentierung (bei 43 % der Patienten), Depigmentierung (19 %), Atrophie blanche (12 %) und kranzförmige Venenerweiterung (corona phlebectasia) bei 59 % der Patienten.

Die Heilungshäufigkeit von Beingeschwüren wurde mit 7 % berichtet, während bei einem Teil der Patienten bereits venös-operative Eingriffe (24 %) oder Sklerotherapie (29 %) vorgenommen worden waren.

Der Unterschied im Unterschenkelvolumen zwischen dem Beginn (Baseline) und der letzten Untersuchung der Studie (mittlerer [SEM]) betrug in der Analyse

- der gesamten Probandengruppe
  43,8 [11,4] ml bei der RKSE-Gruppe
- 46,7 [8,2] ml bei der Kompessionsgruppe und
- -9,8 [15,0] ml bei der Plazebogruppe (siehe Tab. 8.1).

Demzufolge bewirkten sowohl RKSE als auch die Kompression deutliche und vergleichbar große Verringerungen des Unterschenkelvolumens, während das Unterschenkelvolumen bei den Patienten der Plazebogruppe anstieg (siehe Abb. 8.1). Die statistischen Tests der Wirksamkeit von RKSE- und Kompressionstherapie (nach vorangegangener diuretischer Phase) gegenüber Plazebo ergaben statistische Signifikanz (p=0,005 für RKSE, p=0,002 für Kompression).

Auch die Gleichwertigkeitstests (jegliche Unterlegenheit von RKSE im Vergleich zur Kompression ist höchstens irrelevant) ergaben statistische Signifikanz (p=0,001). Eine Relevanz der Überlegenheit der Kompression gegenüber Plazebo im Sinne der statistischen Hypothese war für die Kompressionstherapieseite den Tests bei der angewandten Studiengestaltung nicht gegeben.

Es bestand kein merklicher Unterschied zwischen den verschiedenen Studiengruppen hinsichtlich des Auftretens von unerwünschten Wirkungen (Nebenwirkungen). Es traten keine ernsthaften, behandlungsbezogenen ungünstige Nebenwirkungen oder Behandlungsauswirkungen auf Laborparameter auf. Bei der Arzneimitteltherapie betrug die therapietreue (Compliance) 98 % (Kapselzählung); Kompressionsstrümpfe wurden mindestens an 90 % der Studientage getragen.

DISKUSSION

In einer randomisierten, teilweise verblindeten Studie mit homogenen Studiengruppen wurde die Standardtherapie „Kompression" mittels Kompressionsstrümpfen zum einen mit Plazebo und zum anderen mit einer RKSE-Arzneimitteltherapie verglichen. Nach 12-wöchiger Therapie ergab die Analyse der

Tab. 8.1 Verringerung des Unterschenkelvolumens (mL) nach 12-wöchiger Therapie gegenüber Baseline (Mittelwert, SEM)

	RKSE	Kompression	Plazebo
Intention-to-treat-Gruppe			
Gesamtzahl	95	99	46
Baseline-V_{last} (mittlerer Wert)	43,76 ml	46,68 ml	-9,79 ml
SEM	11,40 ml	8,20 ml	15,02 ml

gesamten Patientengruppe, dass das mittlere Unterschenkelvolumen im Vergleich zur Plazebogruppe durch RKSE-Therapie um 53,6 ml und durch Kompressionstherapie um 56,5 ml vermindert war. Unsere Studienprotokolle waren darauf ausgerichtet, eine maximale Effektivität der Kompressionstherapie zu erreichen im Sinne der Studie.

Zum einen wurden die Patienten zu Beginn der run-in-Phase „vor-randomisiert", der Kompressions- oder einer Arzneimittelgruppe (RKSE und Plazebo) zugeordnet, so dass die Patienten mit geringer Compliance ihre Teilnahme an der Studie frühzeitig aufgeben konnten und schon während der run-in-Phase und vor Beginn der Kompressionstherapie aus der Studie ausgeschlossen werden konnten.

Zum zweiten nahmen ausschließlich die Patienten der Kompressionsgruppe an einer 7-tägigen diuretischen Vorbehandlungsphase teil, wodurch die Kompressionstherapie begünstigt wurde.

Und schließlich bedeutet die Strategie der Übertragung der letzten verfügbaren Messwerte bei der Analyse der gesamten Patientengruppe (d. h. der letzte verfügbare Messwert wurde verwendet bei denjenigen Patienten, bei denen kein 12-Wochen-Wert vorlag) einen Vorteil für die Kompressionsgruppe, da Kompression/Diuretikum hohe Ödemverringerungen zu Beginn der Studie bewirkten, während die RKSE-Behandlung das Ödemvolumen schrittweise verringerte und gegen Ende der Studie ihren Höchstwert erreichte. Trotzdem wurde im Sinne der statistischen Hypothese (mit willkürlich gewähltem Grenzwert) keine relevante Überlegenheit der Kompression gegenüber Plazebo nachgewiesen, da die Wirksamkeit der Kompression hinsichtlich der Ödemverringerung überschätzt worden war.

In vorangegangenen klinischen Studien wurden Ödemverringerungen durch RKSE von 59–114 ml festgestellt [6,7,8], ein relevanter Befund, wenn man das geringe interstitielle Flüssigkeitsvolumen in der untersuchten Region berücksichtigt. Die interstitielle Flüssigkeit trägt 100 ml (leicht diffundierbar) bis 400 ml (gesamte interstitielle Flüssigkeit) zu dem gesamten in der vorliegenden Studie gemessenen Unterschenkelvolumen von 2 200 ml bei.

Das mittlere Beinödemvolumen bei Patienten mit chronisch-venöser Insuffizienz ist auf 220 ml geschätzt worden. Eine 12-wöchige RKSE-Therapie vermag demnach eine 25 %ige Verminderung des Ödemvolumens zu bewirken.

Weitere Ödemverminderungen könnten möglicherweise durch länger andauernde RKSE-Behandlung erreicht werden, da nach 12 Wochen noch kein steady state erreicht war. Außerdem wurde die in der Fachliteratur berichtete Therapietreue der Patienten (Compliance) von 47 % bei der Kompressionstherapie in unserer Studie übertroffen (die Langzeitbehandlung mit ödemverhindernden Arzneimitteln wird von 67 % der Patienten akzeptiert); daher steht zu erwarten, dass die Behandlungswirkung der Kompressionstherapie in der klinischen Praxis niedriger liegt. Daraus ziehen wir die Schlussfolgerung, dass RKSE bei der Behandlung von Patienten mit Ödemen wegen chronisch-venöser Insuffizienz eine Alternative zur Kompression bietet.

LITERATUR

[1] Coleridge Smith PD: Venous ulcer. Br J Surg 1994; 81: 1401–1405.

[2] Partsch, H: Compression therapy of the legs. J. Dermatol Surg Oncol 1991; 17: 799–805

[3] Bisler H, Pfeiffer R, Klüken N, Pauschinger P: Effects of horse-chestnut seed extract on transcapillary filtration in chronic venous insufficiency. Dtsch Med Wochenschr 1986; 111: 1321–1329

[4] Longiave D, Omini C, Nicosia S, Berti F: The mode of action of aescin on isolated veins. Pharmacol Res 1978; 10: 145–152

[5] Kreysel HW, Nissen HP, Enghofer E: A possible role of lysosomal enzymes in the pathogenesis of varicosis and the reduction in their serum activity by Venostasin. Vasa 1983, 12: 377–382

[6] Diehm C, Vollbrecht D, Amendt K, Comberg HU: Medical oedema protection – clinical benefit in patients with chronic deep vein imcompetence. A placebo controlled double blind study. Vasa 1992; 21 (2): 188–192

[7] Rudofsky G, Neiss A, Otto K, Seibel K: Ödemprotektive Wirkung und klinische Wirksamkeit von Venostasin retard im Doppelblindversuch. Phlebol Proktol 1986; 15: 47–54

[8] Steiner M, Hillemanns HG: Untersuchungen zur ödemprotektiven Wirkung eines Venentherapeutikums. München Med Wochenschr 1986; 31: 551–552

[9] Senn S: Inherent difficulties with active control equivalence studies. Stat Med 1993; 12: 2367–2375

[10] Thulesius O, Morgren L, Gjöres J: Foot volumetry, a new method for objecitve assessment of edema and venous funktion. Vasa 1989; 2: 325–329

8.3 ARBEITSBLÄTTER

8.3.1 ARBEITSBLATT ZUR BEWERTUNG EINER THERAPIESTUDIE

1. Studiendesign

Frage	Antwort
War die Zuordnung der Patienten zu den Behandlungsgruppen zufällig (Randomisierung)?	
Ist das Randomisierungsverfahren in der Beschreibung der klinischen Studie erwähnt?	
Waren die Studienbeteiligten gegenüber dem Randomisierungsverfahren verblindet (Concealment of allocation)?	
Sind Angaben über eine statistische Fallzahlberechnung enthalten?	

2. Validität der Studienergebnisse

Frage	Antwort
Sind alle in die Studie aufgenommenen Patienten auch in der Auswertung wiederzufinden (Verlust beim Follow-up)?	
Wurden die Patienten in ihrer Gruppe ausgewertet (Intention-to-treat-Analyse)?	
Waren die Studienbeteiligten gegenüber der durchgeführten Therapie verblindet (doppelblinder Studienansatz)?	
Waren die Behandlungsgruppen beim Start der klinischen Prüfung vergleichbar (Ausschluss von den verschiedenen Bias-Ursachen)?	
Wurden beide Gruppen auch neben dem Studiengeschehen gleich behandelt (Behandlungsgleichheit)?	
Wie viele der möglichen Patienten wurden tatsächlich in die Studie aufgenommen?	
Wurden Subgruppenanalysen durchgeführt? Wenn ja, wie viele? Waren die Subgruppen zu Beginn der klinischen Prüfung bereits definiert (Auswertungsfehler)?	

3. Klinische Relevanz der Studienergebnisse

Frage	Antwort
Wie heißt die primäre Zielgröße (Surrogatparameter)? Mit welchen Messmethoden wurde der Therapieeffekt gemessen?	
Wie groß ist der Therapieeffekt? Wie präzise wurde der Therapieeffekt geschätzt?	
Sind die Ergebnisse der Subgruppenanalyse valide?	
Gibt es Angaben zu unerwünschten Wirkungen und deren Häufigkeit?	
Ist ein eventuell vorhandener Interessenskonflikt angegeben (Sponsoring)?	

4. Critical Appraisal

Frage	Antwort
Wie viele Patienten müssen therapiert werden, um den beschriebenen Effekt einmal zu erhalten (NNT)?	
Ist das Studienkollektiv mit meinem Patienten vergleichbar (Repräsentativität)?	
Stehen die Studienergebnisse in Widerspruch zu bereits bekannten klinischen Ergebnissen? Soll besser eine Metaanalyse abgewartet werden?	

[nach 5, 6, 11]

Ähnlich wie die Berichte klinischer Studien müssen auch die Ergebnisse von Übersichtsarbeiten – narrativer als auch systematischer Übersichtsarbeiten – sowie die Ergebnisse von Metaanalysen kritisch hinterfragt werden. Hierzu sollen Fragen zur Methodik, zur Validität der Ergebnisse und zur klinischen Relevanz der Ergebnisse wie bei der Qualitätsanalyse klinischer Untersuchungen beantwortet werden.

Im Folgenden finden Sie eine Zusammenstellung aller relevanten Fragen in Form eines Arbeitsblattes, welches die Bewertung einer Übersichtsarbeit erheblich erleichtern kann. Da die einzelnen Themengebiete bereits bei der Bewertung klinischer Untersuchungen bearbeitet wurden (siehe Kap. 8.1, 8.2 und 7.3.2), wird an dieser Stelle auf eine ausführliche Besprechung der jeweiligen Frage verzichtet.

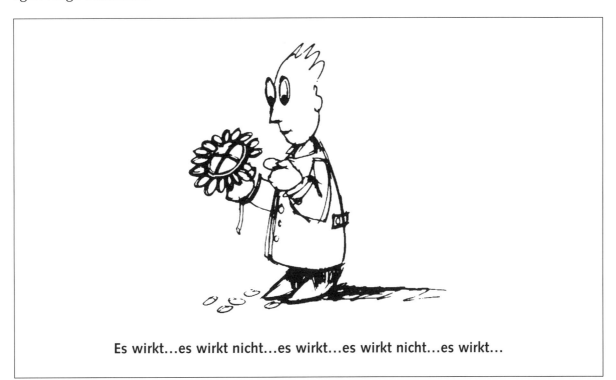

Es wirkt...es wirkt nicht...es wirkt...es wirkt nicht...es wirkt...

8.3.2 ARBEITSBLATT ZUR BEWERTUNG EINER ÜBERSICHTSARBEIT

1. Validität der Methodik

Frage	Antwort
Beantwortet die Arbeit eine präzise klinische Fragestellung? Wird die Fragestellung bearbeitet, die für das vorliegende klinische Problem relevant ist?	
Gibt es Angaben zur Suchstrategie? Wie vollständig sind diese? Wurden Strategien verwendet, auch unveröffentlichte Studien aufzuspüren?	
Wie wahrscheinlich ist es, dass relevante Studien nicht berücksichtigt wurden?	
Sind die Kriterien für den Einschluss von klinischen Studien angegeben? Wurde die Validität der eingeschlossenen Studien überprüft? Sind die Bewertungskriterien reproduzierbar? Waren an diesem Prozess mehrere unabhängige Gutachter beteiligt?	
Sind die Ergebnisse der eingeschlossenen Untersuchungen vergleichbar?	
Wurde eine Metaanalyse durchgeführt und wenn ja, wurde ein Heterogenitätstest durchgeführt?	

2. Validität der Ergebnisse

Frage	Antwort
Welches Ergebnis hat die Metaanalyse? Oder wurde lediglich eine beschreibende Zusammenfassung vorgenommen?	
Wie präzise sind die Ergebnisse angegeben? Werden die Konfidenzintervalle angegeben?	

3. Klinische Relevanz

Frage	Antwort
Welche Zielgrößen wurden in der Übersichtsarbeit berücksichtigt? Sind diese klinisch relevant? Sind alle klinisch relevanten Parameter berücksichtigt?	
Gibt es Angaben zu unerwünschten Wirkungen der beschriebenen Intervention und deren Häufigkeit? Überwiegt der Nutzen der angestrebten Therapie ihre Risiken?	
Gibt es Angaben zu den Kosten, die mit der beschriebenen Intervention entstehen? Wiegt der Nutzen der angestrebten Therapie die mit ihr verbundenen Kosten auf?	

4. Übertragbarkeit auf einen individuellen Patienten

Frage	Antwort
Ist der individuelle Patient mit den Patienten der Untersuchung vergleichbar, oder gibt es derart große Unterschiede, dass die Ergebnisse der Übersichtsarbeit nicht übertragen werden können?	
Wie hoch wird der aktuelle Nutzen für den individuellen Patienten eingeschätzt? Wie hoch liegt die NNT für den individuellen Patienten?	
Stimmen Sie und Ihr Patient/Kunde grundsätzlich in Bewertung und Priorisierung überein?	
Trifft dies auch für die Bewertung der Intervention und ihrer Konsequenzen zu?	

Die folgende Tabelle ermöglicht das Überführen der Odds Ratios aus systematischen Übersichtsarbeiten oder Metaanalysen in die klinisch verständlichere Messgröße NNT (Number needed to treat). Um die NNT berechnen zu können, benötigt man die durchschnittliche Inzidenz des Ereignisses bei einem Patienten ohne Behandlung. Hierzu wird üblicherweise die Ereignisrate aus der Kontrollgruppe (Placebogruppe) herangezogen (siehe Kap. 9) [13].

ARBEITSBLÄTTER

Tab. 8.2 Umwandlung eines Odds Ratio in NNT

		\multicolumn{9}{c}{Odds Ratio (OR)}
		0,9	0,85	0,8	0,75	0,7	0,65	0,6	0,55	0,5
Ereignisrate in der Kontrollgruppe	0,05	209	139	104	83	69	59	52	46	41
	0,10	110	73	54	43	36	31	27	24	21
	0,20	60	40	30	24	20	17	14	23	11
	0,30	46	30	22	18	14	12	10	9	8
	0,40	40	26	19	15	12	10	9	8	7
	0,50	38	25	18	14	11	9	8	7	6
	0,70	44	28	20	16	13	10	9	7	6
	0,90	181	64	46	34	27	22	18	15	12

5. **Untergruppenanalysen:** Qualitative Wirkunterschiede einer therapeutischen Intervention bei verschiedenen Untergruppen sind nur glaubwürdig, wenn alle folgenden Fragen mit „JA" beantwortet werden können.

Frage	Antwort
Sind die Analysen biologisch und klinisch sinnvoll?	
Sind die Unterschiede sowohl klinisch als auch statistisch signifikant?	
Wurde der hypothetische Unterschied zwischen den Untergruppen bereits zu Beginn der Untersuchung diskutiert? Wurden die Unterschiede zwischen den Untergruppen bereits in anderen, unabhängigen Untersuchungen gezeigt?	
War diese Untergruppenanalyse nur eine von wenigen Untergruppenanalysen, die in dieser Untersuchung durchgeführt wurden?	

[nach 10, 12]

Aufgaben

Aufgabe 1
Beurteilen Sie die Validität der Informationen, die Sie für die Szenarien aus den vorangegangenen Kapiteln gefunden haben, nach den Kriterien der Evidenz-basierten Medizin.

Aufgabe 2
Starten Sie eine umfassende Literaturrecherche zum Thema „Einsatz von α-Liponsäure bei diabetischer Polyneuropathie". Beurteilen Sie die Validität der gefundenen Informationen nach den Kriterien der Evidenz-basierten Medizin.

Aufgabe 3
Starten Sie eine umfassende Literaturrecherche zum klinischen Nutzen von ACE-Hemmern zur antihypertensiven Therapie bei Diabetes mellitus. Beurteilen Sie die Validität der gefundenen Informationen nach den Kriterien der Evidenz-basierten Medizin.

Aufgabe 4

Starten Sie umfassende Literaturrecherchen zum Thema „Brustkrebsrisiko unter Hormonersatztherapie im Klimakterium". Beurteilen Sie die Validität der gefundenen Informationen nach den Kriterien der Evidenz-basierten Medizin.

Starten Sie danach eine Literaturrecherche mit dem Thema „Prophylaxe von Herz-Kreislauf-Erkrankungen unter Hormonersatztherapie im Klimakterium". Beurteilen Sie die Validität der gefundenen Informationen nach den Kriterien der Evidenz-basierten Medizin.

Im Anhang finden sich einige Hinweise auf lesenswerte Studien zu den oben genannten Themen.

Literaturhinweise

[1] Chalmers TC, Celano P, Sacks HS, Smith H: Bias in treatment assignment in controlled clinical trials. N Engl J Med 309 (1983),1358–1361

[2] Colditz GA, Miller JA, Mosteller JF: How study design affects outcome in comparisons of therapy. I. Medical. Statistics in Medicine 8 (1989), 441–454

[3] Cullum N, Nelson EA, Fletcher AW, Sheldon TA: Compression bandages and stockings for venous ulcer (Cochrane Review). In: The Cochrane Library, Issue 1 2001. Oxford Update Software

[4] Diehm C, Trampisch HJ, Lange S, Schmidt C: Comparison of leg compression stocking and oral horse – chestnut seed extract therapy in patients with chronic venous insufficiency. Lancet 347 (1996), 292–294

[5] Guyatt GH, Sackett DL, Cook DJ: II.-How to use an article about therapy or prevention./A. Are the results of the study valid? JAMA 270 (1993), 2598–2601

[6] Guyatt GH, Sackett DL, Cook DJ: II.-How to use an article about therapy or prevention./B. What were the results and will they help me in caring for my patients? JAMA 271 (1994), 59–63

[7] Jungmayr P: Phytopharmaka im Widerstreit, DAZ 47 (1999), 4547–4552

[8] Neusse-Schwarz B, Wolf E: Nur harte Daten zählen, PZ 46 (1999), 3784–3786

[9] Neumann HAM, van den Broek MJTB: A comparative clinical trial of graduated compression stockings and O-(β-hydroxy-ethyl)-rutosides (HR) in the treatment of patients with chronic venous insufficiency. Lymphologie 19 (1995): 8–11

[10] Richardson WS, Detsky AS: VII. How to use a clinical decision analysis./B. What are the results and will they help me in caring for my patients? JAMA 273 (1995): 1292–1295 und 1610–1613

[11] Sackett DL, Richardson WS, Rosenberg W, Haynes RB: Evidenz-basierte Medizin – EBM-Umsetzung und -Vermittlung. Übers: Kunz R, Fritsche L. Zuckschwerdt Verlag München, Wien, New York (1999), 72–76

[12] Sackett DL, Richardson WS, Rosenberg W, Haynes RB: Evidenz-basierte Medizin – EBM-Umsetzung und -Vermittlung. Übers: Kunz R, Fritsche L. Zuckschwerdt Verlag München, Wien, New York (1999), 77–83

[13] Sackett DL, Richardson WS, Rosenberg W, Haynes RB: Evidenz-basierte Medizin – EBM-Umsetzung und -Vermittlung. Übers: Kunz R, Fritsche L. Zuckschwerdt Verlag München, Wien, New York (1999), 105–111

[14] Sacks HS, Chalmers TC, Smith HJ: Randomized versus historical assignment in controlled clinical trials. Am J Med 309 (1983), 1353–1361

[15] Trampisch HJ, Windeler J: Zufällige Zuteilung in: Medizinische Statistik 2. Auflage, Berlin, Heidelberg, New York: Springer Verlag 2000, 10–15

[16] Vayssairat M, Debure C, Maurel A, Geritz HP: Horse-chestnut seed extract for chronic venous insufficiency. Lancet 347 (1996): 1182

9. Eine kleine Einführung in die medizinische Statistik

> Es gibt drei Sorten von Lügen: Lügen, verdammte Lügen und die Statistik
> Disraelis

Der geneigte Leser wird bereits beim Studium des Inhaltsverzeichnisses und spätestens wohl beim Erreichen der oben genannten Kapitelüberschrift innerlich aufgestöhnt haben. Für Pharmazeuten, Mediziner und andere Nichtmathematiker ist die Statistik häufig mit dem Grauen des Unbekannten verbunden. Wie der Nichtschwimmer vor dem Wasser scheut, so scheuen wir vor Begriffen wie Konfidenzintervall und Relativem Risiko. Aber so wie sich dem Schwimmer eine neue Welt auftut, so eröffnet sich demjenigen, der sich der Statistik öffnet, ein tieferes Verständnis von klinischen Ergebnissen.

Das vorliegende Arbeitsbuch hat nicht den Anspruch, Ihnen einen vollständigen Überblick über die medizinische Statistik zu vermitteln. Hierzu gibt es in den medizinischen Buchhandlungen Standardwerke (siehe Kap. 12). Allerdings wird man nicht umhin kommen, sich mit einigen Fachtermini und Rechenoperationen zu befassen, um die Ergebnisse klinischer Studien inhaltlich korrekt erfassen und die Aussagekraft der verwendeten Parameter richtig deuten zu können.

Im folgenden Kapitel werden zunächst die wichtigsten statistischen Parameter erklärt, mit deren Hilfe vor allem die Ergebnisse aus den klinischen Studien näher spezifiziert werden. Im Anschluss daran sollen wohl nicht erlaubte, aber dennoch leidlich oft durchgeführte Operationen dargestellt werden, um Ihnen beim Lesen klinischer Ergebnisse den Blick für das Wesentliche zu schärfen.

9.1 DIE VIERFELDERTAFEL

Wird in einer randomisierten, kontrollierten Untersuchung das Auftreten eines unerwünschten Ereignisses, wie beispielsweise ein Myokardinfarkt, unter verschiedenen Behandlungsmethoden untersucht, beispielsweise unter ASS-Prophylaxe im Vergleich zu einer Placebobehandlung, werden im Endbericht der Untersuchung das Relative Risiko (siehe Kap. 9.2) für die Entwicklung eines Myokardinfarktes unter ASS-Prophylaxe im Vergleich zu Placebo angegeben. In dem genannten Beispiel kann die Frage nach dem Auftreten eines Myokardinfarktes (als klinische Zielgröße) für jeden Patienten eindeutig mit Ja oder Nein beantwortet werden. Man spricht in diesem Fall von diskreten Zielgrößen. Neben dem Relativen Risiko können aus den Daten klinischer Untersuchungen mit diskreten Zielgrößen die Relative Risikoreduktion (siehe Kap. 9.3), die Absolute Risikoreduktion (siehe Kap. 9.4) und die Number needed to treat (siehe Kap. 9.5) als Messgrößen berechnet werden.

Die Vierfeldertafel (siehe Tab. 9.1) bietet die Möglichkeit diskrete „Rohdaten" aus dem Bericht einer klinischen Studie zu extrahieren und übersichtlich darzustellen. Damit erhalten Sie die Möglichkeit, sich fehlende Angaben zu aussagekräftigen Messgrößen wie Absolute Risikoreduktion (ARR) und die Number needed to treat (NNT) selbst zu errechnen.

Tab. 9.1 Vierfeldertafel zur Analyse von Studienergebnissen

	Behandlungseffekt Ja	Behandlungseffekt Nein	
Behandlung mit Verum	a	b	a + b
Behandlung mit Kontrolle	c	d	c + d
	a + c	b + d	n

a: Patienten mit Effekt in der Verumgruppe
b: Patienten ohne Effekt in der Verumgruppe
c: Patienten mit Effekt in der Kontrollgruppe
d: Patienten ohne Effekt in der Kontrollgruppe
a + b: Gesamtzahl der Patienten in der Verumgruppe
c + d: Gesamtzahl der Patienten in der Kontrollgruppe
a + c: Anzahl der Patienten mit Effekt im Studienkollektiv
b + d: Anzahl der Patienten ohne Effekt im Studienkollektiv
n: Studiengesamtkollektiv

Bitte kehren Sie immer wieder zu dieser Übersicht zurück, wenn Sie bei den folgenden Formeln auf Verständnisschwierigkeiten stoßen.

9.2 RELATIVES RISIKO

Fallbeispiel 6: In einer klinischen Studie werden insgesamt 3 000 Patienten mit einem Myokardinfarkt in der Vorgeschichte behandelt. Von 1 500 Patienten in der Verumgruppe (ASS-Prophylaxe) erleiden insgesamt 30 einen zweiten Myokardinfarkt, während bei 50 Patienten von 1 500 Patienten in der Kontrollgruppe (Placebobehandlung) ein Myokardinfarkt zu beobachten ist. Im Endbericht wird das Relative Risiko eines Myokardinfarktes unter ASS-Prophylaxe im Vergleich zu einer Placebobehandlung mit 0,60 angegeben.

Das Relative Risiko (RR, relative risk) beschreibt das Risiko, dass ein Effekt in einer Behandlungsgruppe auftritt, in Relation zur Kontrollgruppe. Rechnerisch wird die prozentuale Häufigkeit eines Effektes in der Behandlungsgruppe (Ereignisrate in der Verumgruppe) zur prozentualen Häufigkeit eines Effektes in der Kontrollgruppe (Ereignisrate in der Kontrollgruppe) ins Verhältnis gesetzt.

Relatives Risiko

$$RR = \frac{\frac{a}{a+b}}{\frac{c}{c+d}} = \frac{\text{Ereignisrate in Verumgruppe}}{\text{Ereignisrate in Kontrollgruppe}}$$

a: Patienten mit Effekt in der Verumgruppe
a+b: Gesamtzahl der Patienten in der Verumgruppe
c: Patienten mit Effekt in der Kontrollgruppe
c+d: Gesamtzahl der Patienten in der Kontrollgruppe

Wird das Relative Risiko mit 1 angegeben, zeigt der Quotient im Zähler und im Nenner denselben Wert. Das Risiko für ein unerwünschtes Ereignis ist demnach unter Verum- und Kontrollbehandlung gleich hoch. Oder anders ausgedrückt: Es gibt keinen Unterschied zwischen dem Behandlungseffekt unter Verum- und unter Kontrollbehandlung.

Liegt der Wert für das Relative Risiko über 1, so ist das Risiko für ein unerwünschtes Ereignis unter Verumbehandlung größer als unter der Kontrollbehandlung. Liegt das Relative Risiko demgegenüber, wie in unserem Beispiel angegeben, unter 1, so sinkt mit der Verumbehandlung das Risiko für ein unerwünschtes Ereignis gegenüber der Kontrollbehandlung.

Für unser Fallbeispiel 6 würde sich folgende Berechnung ergeben:

$$RR = \frac{\frac{30}{1500}}{\frac{50}{1500}}$$

$$RR = 0{,}60$$

Was sagt das Relative Risiko aus?
Mit dem Begriff des Relativen Risikos werden die meisten von Ihnen bereits vertraut sein. Werden in den Zusammenfassungen klinischer Studien die Ergebnisse vorgestellt, wird häufig das Relative Risiko angeführt, um den Wirkeffekt des Verum zu verdeutlichen. Da es sich hierbei aber um einen „relativen" Wert handelt, der das Risiko unter Verum und Kontrolle in Beziehung setzt und somit die „Grund" Anfälligkeit eines Patientenkollektiv vor Behandlung für das untersuchte Ereignis (↔ Inzidenz) nicht mehr berücksichtigt, ist er für die Beurteilung des therapeutischen Nutzens wenig aussagekräftig. So kann anhand dieses Wertes nicht mehr erfasst werden, ob im Patientenkollektiv – würde man auf eine Behandlung verzichten – eine absolut hohe oder eine absolut niedrige Inzidenz für ein unerwünschtes Ereignis vorliegt (siehe Tab. 9.2). Ein Maß für die Grundanfälligkeit eines Patientenkollektivs (↔ Inzidenz) ist die Ereignisrate in der Kontrollgruppe.

Während sich die Ereignisraten in Verum- und Kontrollgruppe in den drei Studienvarianten extrem unterscheiden, sind die Werte für das Relative Risiko und die Relative Risikoreduktion (siehe Kap. 9.3) identisch. Anhand dieser Werte lassen sich die Konsequenzen auf die therapeutische Praxis nicht abschätzen. Wichtiger für die Beurteilung eines therapeutischen Effektes und dessen Tragweite sind vielmehr die Parameter Absolute Risikoreduktion (siehe Kap. 9.4) und Number needed to treat (siehe Kap. 9.5).

Tab. 9.2 Relatives Risiko und Relative Risikoreduktion besitzen als klinische Messgröße nur eine unzureichende Aussagekraft

Auftreten eines unerwünschten Ereignisses	Ereignisraten	Ereignisraten		
	Verumbehandlung (a/(a+b))	Kontrollbehandlung (c/(c+d))	Relatives Risiko	Relative Risiko-reduktion
Unser Beispiel	2,0 %	3,3 %	60 %	40 %
Hypothese A: Hohe Inzidenz	20,0 %	33,333 %	60 %	40 %
Hypothese B: Niedrige Inzidenz	0,0002 %	0,0003333 %	60 %	40 %

9.3 RELATIVE RISIKOREDUKTION

Fallbeispiel 6: In einer klinischen Studie werden insgesamt 3000 Patienten mit einem Myokardinfarkt in der Vorgeschichte behandelt. Von 1500 Patienten in der Verumgruppe (ASS-Prophylaxe) erleiden insgesamt 30 einen zweiten Myokardinfarkt, während bei 50 Patienten von 1500 Patienten in der Kontrollgruppe (Placebobehandlung) ein Myokardinfarkt zu beobachten ist. Laut Endbericht reduziert sich das Relative Risiko eines Myokardinfarktes unter ASS-Prophylaxe im Vergleich zur Placebobehandlung um 40 % (Relative Risikoreduktion).

Die Relative Risikoreduktion (RRR, relative risk reduction) beschreibt die relative Abnahme der Rate an unerwünschten Ereignissen in der Verumgruppe im Vergleich zur Kontrollgruppe. Die Relative Risikoreduktion wird in solchen Behandlungsverläufen berechnet, in denen die Behandlung das Risiko unerwünschter Ereignisse reduziert.

$$RRR = \frac{\frac{a}{a+b} - \frac{c}{c+d}}{\frac{c}{c+d}} = \frac{\frac{a}{a+b}}{\frac{c}{c+d}} - 1$$

oder einfacher: $\quad RRR = RR - 1$

a: Patienten mit Effekt in der Verumgruppe
a+b: Gesamtzahl der Patienten in der Verumgruppe
c: Patienten mit Effekt in der Kontrollgruppe
c+d: Gesamtzahl der Patienten in der Kontrollgruppe

ABSOLUTE RISIKOREDUKTION

Für unser Fallbeispiel 6 würde sich folgende Berechnung ergeben:

$$RRR = \frac{\left|\frac{30}{1500} - \frac{50}{1500}\right|}{\frac{50}{1500}}$$

$$RRR = 0{,}40 = 40\,\%$$

Was sagt die Relative Risikoreduktion aus?
Mit dem Begriff der Relativen Risikoreduktion wird lediglich die Abnahme der Rate an unerwünschten Ereignissen zwischen zwei Behandlungsgruppen in Relation zur Kontrollgruppe angegeben. Wie beim Relativen Risiko gibt die Relative Risikoreduktion keine Auskunft darüber, welcher absolute Nutzen mit einer Behandlung gegenüber der Nicht-Behandlung verbunden ist. Es gilt das unter „Relativem Risiko" Gesagte entsprechend (siehe Kap. 9.2 und Tab. 9.2).

9.4 ABSOLUTE RISIKOREDUKTION

Fallbeispiel 6: In einer klinischen Studie werden insgesamt 3 000 Patienten mit einem Myokardinfarkt in der Vorgeschichte behandelt. Von 1 500 Patienten in der Verumgruppe (ASS-Prophylaxe) erleiden insgesamt 30 einen zweiten Myokardinfarkt, während bei 50 Patienten von 1 500 Patienten in der Kontrollgruppe (Placebobehandlung) ein Myokardinfarkt zu beobachten ist. Laut Endbericht wird das absolute Risiko eines Myokardinfarktes unter ASS-Prophylaxe im Vergleich zur Placebobehandlung um 1,3 % reduziert (Absolute Risikoreduktion).

Unter der Absoluten Risikoreduktion (ARR, absolute risk reduction) versteht man die absolute Differenz der Rate an unerwünschten Ereignissen in der Verumgruppe und in der Kontrollgruppe.

$$ARR = \left|\frac{a}{a+b} - \frac{c}{c+d}\right|$$

a: Patienten mit Effekt in der Verumgruppe
a+b: Gesamtzahl der Patienten in der Verumgruppe
c: Patienten mit Effekt in der Kontrollgruppe
c+d: Gesamtzahl der Patienten in der Kontrollgruppe

Für unser Fallbeispiel 6 würde sich folgende Berechnung ergeben:

$$ARR = \left|\frac{30}{1500} - \frac{50}{1500}\right|$$

$$ARR = 0{,}01333$$

Tab. 9.3 Verdeutlichung klinisch sinnvoller Messgrößen, modifiziert nach [15]

Auftreten eines unerwünschten Ereignisses	Ereignisraten	Ereignisraten				
	Verumbehandlung (a/(a+b))	Kontrollbehandlung (c/(c+d))	Relatives Risiko (RR)	Relative Risikoreduktion (RRR)	Absolute Risikoreduktion (ARR)	Number needed to treat (NNT)
Unser Beispiel	2,0 %	3,3 %	60 %	40 %	1,333 %	75
Hypothese A: Hohe Inzidenz	20,0 %	33,333 %	60 %	40 %	13,333 %	8
Hypothese B: Niedrige Inzidenz	0,0002 %	0,0003333 %	60 %	40 %	0,0001333 %	7502

Was sagt die Absolute Risikoreduktion aus?

Im Gegensatz zur Relativen Risikoreduktion kann die Absolute Risikoreduktion zwischen sehr großen und sehr kleinen Inzidenzen im Studienkollektiv unterscheiden, da in die Berechnung der Absoluten Risikoreduktion die „Grundanfälligkeit" der Patienten für das untersuchte unerwünschte Ereignis verstärkt mit eingeht. Ein Maß für die „Grundanfälligkeit" eines Patienten gibt das Ergebnis aus der Placebobehandlung bzw. Kontrollbehandlung. Für die Bewertung des therapeutischen Nutzens einer Behandlung, welche nach klinischen Studien das Relative Risiko des unerwünschten Ereignisses um 40 % reduziert, ist es von großer Bedeutung, ob ein unerwünschtes Ereignis bei 0,00033 %, bei 3,3 % oder bei 33 % der Gesamtpopulation unter Placebo bzw. Kontrollbehandlung auftritt. Während der Wert des Relativen Risikos in allen drei Fällen gleich sein kann, variieren die Werte für die Absolute Risikoreduktion und die Number needed to treat (siehe Kap. 9.5) in Abhängigkeit von den Ereignisraten in Verum- und Kontrollgruppe erheblich (siehe Tab. 9.3).

Die Messgrößen „Absolute Risikoreduktion" und „Number needed to treat" sind somit für die Interpretation eines Behandlungseffektes deutlich aussagekräftiger. Bei der Durchsicht und der Bewertung klinischer Ergebnisse sollten diese Parameter daher immer berechnet oder bei Diskussionen um eine Behandlungsmaßnahme stets erfragt werden.

9.5 NUMBER NEEDED TO TREAT

Fallbeispiel 6: In einer klinischen Studie werden insgesamt 3 000 Patienten mit einem Myokardinfarkt in der Vorgeschichte über einen Zeitraum von 2 Jahren behandelt. Von 1 500 Patienten in der Verumgruppe (ASS-Prophylaxe) erleiden insgesamt 30 einen zweiten Myokardinfarkt, während bei 50 Patienten von 1 500 Patienten in der Kontrollgruppe (Placebobehandlung) ein Myokardinfarkt zu beobachten ist.

Im Endbericht wird eine Zahl von 75 Patienten mit Myokardinfarkt in der Vorgeschichte angegeben, die über einen Zeitraum von 2 Jahren behandelt werden müssen, um einen Myokardinfarkt zu vermeiden (Number needed to treat).

Number needed to treat

Unter der Number needed to treat (NNT) versteht man die Anzahl der Patienten, die notwendig ist, um ein unerwünschtes Ereignis zu vermeiden. Rechnerisch ist die NNT der Kehrwert der Absoluten Risikoreduktion. Mit der NNT steht eine praxisnahe Größe zur Verfügung, die dem behandelnden Arzt oder dem beratenden Apotheker eine therapeutisch greifbare Zahl vermittelt, mit welchem Aufwand die Reduktion eines unerwünschten Ereignisses verbunden ist.

$$NNT = \frac{1}{ARR}$$

Die errechnete Zahl wird als ganze Zahl angegeben und zwar zur nächsten Zahl aufgerundet. In der Regel wird sie zusammen mit einem 95 % Konfidenzintervall (↪) angegeben.

Für unser Fallbeispiel 6 würde sich folgende Berechnung ergeben:

$$NNT = \frac{1}{\left|\frac{30-50}{1500}\right|}$$

$$ARR = 75$$

Was sagt die Number needed to treat aus?
Die Number needed to treat kann auf jeden Patienten angewendet werden, der dasselbe Risikoprofil aufweist wie die untersuchten Patienten der Studie. Über das Risikoprofil des zu behandelnden Patienten gibt eine sorgfältige Anamnese Auskunft. Soll eine Therapieentscheidung für einen Patienten getroffen werden, der ein geringeres Risiko besitzt als die Patienten der Untersuchung so muss dies in der NNT berücksichtigt werden. Besitzt ein Patient jedoch nur ein halb so hohes Risiko wie die Untersuchungspersonen, so verdoppelt sich die NNT.

Darüber hinaus bedeutet dies, dass ein Patient in derselben Art und Weise behandelt werden muss, wie in der Studie dargestellt. Erstreckte sich also die Behandlung über einen langen Zeitraum, so muss auch dieser Zeitraum auf den zu behandelnden Patienten übertragen werden. Diese Zahl kann aus den veröffentlichten Studien leicht errechnet werden, indem die Angaben zu den insgesamt behandelten Patienten und die Anzahl der Ereignisse in Verum- und Kontrollgruppe herausgefiltert werden (siehe Kap. 9.1 und Tab. 9.1). Nach einer Studie zur Prävention der diabetischen Neuropathie unter intensivierter Insulinbehandlung müssen hiernach 15 Patienten für eine Dauer von 6,5 Jahren behandelt werden, um einen Fall von diabetischer Neuropathie zu vermeiden [5]. Oder bei antihypertensiver Therapie von Patienten mit einem diastolischen Blutdruck zwischen 115 und 129 mm Hg bedarf es einer Therapie von 9 Patienten über einen Zeitraum von 1,5 Jahren, um einen Todesfall, Myokardinfarkt oder Schlaganfall zu vermeiden [12]. Dagegen müssen bei Patienten mit einem diastolischen Blutdruck von 90–109 mm Hg zur Vermeidung eines Todesfalls, Myokardinfarkts oder Schlaganfalls schon 128 Patienten über 5,5 Jahre mit Antihypertensiva behandelt werden um ein Zielereignis zu vermeiden [11].

9.6 ODDS RATIO

Während das Relative Risiko dem Leser mehr oder weniger bekannt sein wird, ist das „Odds ratio" als klinische Messgröße bisher eher ungebräuchlich, insbesondere bei der Darstellung von Ergebnissen aus Therapiestudien. „Odds Ratio" und „Relatives Risiko" sind eng miteinander verwandt, aber dennoch nicht ganz dasselbe. In Fall-Kontroll-Studien wird das Odds ratio zwangsläufig bestimmt, da eine Berechnung des Relativen Risikos nicht möglich ist. Da es sich um retrospektive Untersuchungen handelt, sind die „Patientengruppen" zwar anhand der klinischen oder epidemiologischen Fragestellung zufällig gewählt, kausale Zusammenhänge (wie sie das Relative Risiko widerspiegelt) können dennoch nur als Hypothese formuliert werden. Daneben taucht der Begriff des Odds ratio immer häufiger in der Literatur auch im Zusammenhang mit Metaanalysen (siehe Kap. 7.3.2) auf.

Fallbeispiel 6: In einer klinischen Studie werden insgesamt 3 000 Patienten mit einem Myokardinfarkt in der Vorgeschichte behandelt. Von 1 500 Patienten in der Verumgruppe (ASS-Prophylaxe) erleiden insgesamt 30 einen zweiten Myokardinfarkt, während bei 50 von 1 500 Patienten in der Kontrollgruppe (Placebobehandlung) ein Myokardinfarkt zu beobachten ist. Im Endbericht wird das Odds ratio für einen Myokardinfarkt unter ASS-Prophylaxe im Vergleich zur Placebobehandlung mit 0,59 angegeben.

Das Odds ratio setzt die Chance „Erfolg" unter Behandlung A zur Chance „Erfolg" unter Behandlung B ins Verhältnis. Als Chance gilt in diesem Fall das Verhältnis der Patientenzahl mit Behandlungseffekt zu der Patientenzahl ohne Behandlungseffekt in einer Behandlungsgruppe.

$$OR = \frac{\frac{a}{b}}{\frac{c}{d}} = \frac{a \times d}{b \times c} \qquad \text{dagegen} \qquad RR = \frac{\frac{a}{a+b}}{\frac{c}{c+d}}$$

a: Patienten mit Effekt in der Verumgruppe
b: Patienten ohne Effekt in der Verumgruppe
c: Patienten mit Effekt in der Kontrollgruppe
d: Patienten ohne Effekt in der Kontrollgruppe

Das Odds ratio wird auch „Kreuzprodukt" genannt. Schaut man in die Vierfeldertafel (siehe Tab. 9.4), so weiß man warum:

Tab. 9.4 Vierfeldertafel zum Odds Ratio

	Behandlung mit Verum	Behandlung mit Kontrolle	
Behandlungseffekt Ja	a	c	a + b
Behandlungseffekt Nein	b	d	c + d
	a + b	c + d	n

Odds ratio

Besitzt eine Behandlungsgruppe einen Behandlungseffekt von 0,20 ($\frac{a}{a+b}$), so hatten bei einer Gruppengröße von 100 Patienten 20 Patienten einen Behandlungseffekt und 80 Patienten keinen. Die Chance (odd) beträgt in diesem Fall für die Behandlungsgruppe $\frac{20}{80}$ = 0,25.

Ist die Ereignisrate in einer Untersuchung sehr klein, nähern sich die Werte für das Odds ratio und das Relative Risiko an.

Für unser Fallbeispiel 6 würde sich folgende Berechnung ergeben:

$$OR = \frac{\frac{30}{1470}}{\frac{50}{1450}} = \frac{0{,}0204}{0{,}0345}$$

$$OR = 0{,}59$$

Was sagt das Odds ratio aus?
Das Odds ratio gibt an um welchen Faktor die Chance für ein erwünschtes oder unerwünschtes Ereignis unter Verumbehandlung im Vergleich zur Kontrollbehandlung steigt bzw. fällt. Für die Bedeutung des Zahlenwertes gilt das zum Relativen Risiko Gesagte entsprechend: Liegt das Odds ratio bei 1, gibt es keinen Unterschied zwischen Verum- und Kontrollbehandlung, liegt das Odds ratio unter 1 kann die Verumbehandlung gegenüber einer Kontrollbehandlung die Chance für ein unerwünschtes Ereignis mindern. Wird das Odds ratio mit einem Wert über 1 angegeben, steigt die Chance eines unerwünschten Ereignisses unter Verum im Vergleich zur Kontrollbehandlung an.

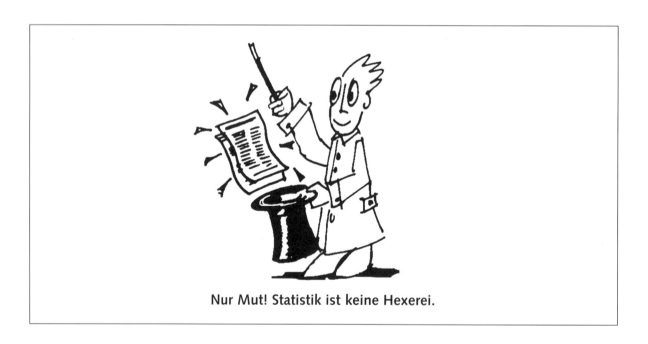

Nur Mut! Statistik ist keine Hexerei.

Aufgaben: Klinische Messgrößen und ihre Aussagekraft

1. In einer Untersuchung an 95 Helicobacter positiven Patienten werden 48 Patienten mit Ranitidin über zwei Jahre behandelt (150 mg Ranitidin zur Nacht), bei 47 Patienten wird eine Helicobacter-Eradikation mit Omeprazol (60 mg zweimal täglich) plus Amoxicillin (750 mg dreimal täglich) für insgesamt 10 Tage durchgeführt. Nach einer Nachbeobachtungszeit von durchschnittlich 576 Tagen werden die Ulcusrezidivrate und die Blutungsrate bestimmt: Bei den Patienten der Ranitidin-Behandlungsgruppe lag die Ulcusrezidivrate bei 31,3 %, die Blutungsrate bei 8,3 %, bei den Patienten der Eradikationsgruppe lag die Ulcusrezidivrate bei 6,4 %, die Blutungsrate bei 4,2 %. Lediglich der Unterschied in der Ulcusrezidivrate war statistisch signifikant [14].

2. Eine ambulant, innerhalb von 4 Stunden nach Beginn der Symptomatik eines akuten Myokardinfarktes durchgeführte Thrombolyse reduziert die Sterblichkeitsrate nach 30 Monaten von 32 % in der Kontrollgruppe auf 17 % in der Verumgruppe [13].

3. Eine intensivierte Therapie des insulinpflichtigen Diabetes mellitus mit Insulinpumpe oder ≥ 3 Injektionen pro Tag reduzierte nach einer Behandlungsdauer von 6,5 Jahren die Neuropathierate gegenüber der konventionellen Insulintherapie (1–2 Insulininjektionen pro Tag zur Vermeidung hyperglykämiebedingter Symptome) von 9,6 % auf 2,8 % [5].

Aufgabe 1
Bitte errechnen Sie Relatives Risiko, Relative Risikoreduktion, Absolute Risikoreduktion und dort, wo es möglich ist, auch das Odds ratio für jede angegebene Zielgröße. Verwenden Sie dabei die Vierfeldertafel.

Odds ratio

Aufgabe 2
Vergleichen Sie die Zahlenwerte und die Aussage, die mit den Messgrößen transportiert wird.

Aufgabe 3
Bitte errechnen Sie für alle Beispiele die NNT. Wie hoch ist die NNT, wenn der ihnen vorgestellte Patient ein doppelt so hohes Risiko besitzt wie die Untersuchungspersonen in den beiden genannten Studien?

9.7 KONFIDENZINTERVALL UND P-WERT

Konfidenzintervall und p-Wert eines Ergebniswertes aus einer klinischen Studie versuchen, die Wahrscheinlichkeit dieser Angabe zu quantifizieren. Dies tun beide jedoch auf unterschiedlichen Wegen:

Konfidenzintervall

Das Konfidenzintervall (CI) beschreibt den Bereich, in dem der wahre Wert einer Effektgröße der betrachteten Intervention mit einer vorgegebenen Wahrscheinlichkeit liegt. Mit dem CI95 % wird demnach ein Ergebnis dahingehend spezifiziert, dass ein Leser sicher sein kann, dass der wahre Wert für die gesamte Zielpopulation mit 95 %iger Sicherheit in diesem Intervall zu finden ist. Oder anders ausgedrückt: Wird die vorliegende Untersuchung in der gleichen Weise 100 mal wiederholt, so liegen die Ergebnisse von 95 Untersuchungen mit Sicherheit in dem angegebenen Konfidenzintervall.

Mit steigender Anzahl von Untersuchungspersonen resp. Messpunkten verkleinert sich auch das CI-Intervall. Bei der Beurteilung von Studienergebnissen ist daher darauf zu achten, auf welche Art die Messpunkte entstanden sind. Als Untersuchungseinheit sollte stets der einzelne Patient angesehen werden. Bei diesem Vorgehen ist gewährleistet, dass mit jedem (patientenbezogenen) Messpunkt eine unabhängige Datenerhebung verbunden war. Die künstliche Erhöhung der Anzahl von Messpunkten ist nicht erlaubt (siehe Kap. 9.9).

Das Konfidenzintervall berücksichtigt den Zufallsfehler. Nicht berücksichtigt werden dagegen systematische Fehler (▷ Bias, siehe Tab. 7.3) wie Selektionsfehler, systematische Behandlungs- und Messfehler. Um diese Fehlerquellen auszuschließen, bedarf es entsprechender Maßnahmen vor Studienbeginn (▷ Randomisierung, ▷ Verblindung, ▷ Placebo) [4,16].

p-Wert

Der p-Wert ist ein Maß für die Aussagekraft der Daten gegenüber der Nullhypothese „kein Effekt". Ein p-Wert von p<0,05 bedeutet demnach, dass es sich nur mit einer Wahrscheinlichkeit von weniger als 5 % nicht um einen echten Effekt handelt, dass sich beispielsweise zwei Behandlungsarten eben nicht voneinander unterscheiden. Wird ein Ergebniswert mit diesem p-Wert angegeben, so spricht man konventionell von einem statistisch signifikanten Ergebnis.

Der p-Wert gibt demnach – im Gegensatz zum Konfidenzintervall – weder über die Größe noch über die Richtung eines Unterschieds zum angegebenen Interventionseffekt Auskunft. Der Wert verdeutlicht lediglich den Wahrheitsgehalt eines Einzelwertes (Punktschätzer). Dies ist der Grund, warum in der neueren wissenschaftlichen Literatur, insbesondere im Zusammenhang mit der Diskussion um Evidenz-basierte Medizin die Angaben eines Konfidenzintervalls der Berechnung eines p-Wertes vorgezogen werden [4].

KONFINDENZINTERVALL UND P-WERT

Fallbeispiel 7

Sie beraten eine Mutter, ob bei einer bestehenden Mittelohrentzündung eine antibiotische Behandlung ihrer 5-jährigen Tochter erforderlich ist oder nicht. Es geht dabei vor allem um die effektive Behandlung der mit der Entzündung einhergehenden Schmerzen. Sie finden eine Arbeit, nach der bei 225 Patienten 18 % aus der Behandlungsgruppe und 25 % aus der Kontrollgruppe nach 7 Tagen noch über Schmerzen klagten. Es stellt sich die Frage, ob bei dieser Untersuchung der Unterschied von 7 % zwischen den Behandlungsgruppen ein zufälliger Befund ist oder ob es sich tatsächlich um eine Überlegenheit der Antibiotika-Therapie gegenüber der Placebobehandlung handelt. Um dies abzuschätzen, wird das Ergebnis mittels statistischer Analyse auf seinen Zufallsgehalt überprüft: Dabei wird untersucht, mit welcher Wahrscheinlichkeit das Ergebnis der Nullhypothese (nämlich dass die beiden Behandlungsarten sich NICHT voneinander unterscheiden) entspricht. Es wurde willkürlich festgelegt, dass man bei einem Wahrscheinlichkeitswert von unter 5 % von einem statistisch signifikanten Ergebnis sprechen darf ($p < 0,05$), die erhobenen Werte also mit großer Wahrscheinlichkeit tatsächlich voneinander unterschieden werden können. Bei einem Wahrscheinlichkeitswert über 5 % sind die Studienergebnisse dagegen nicht signifikant, die Ergebnisse der beiden Behandlungsarme sind demnach nicht nachweisbar voneinander zu unterscheiden und in der wissenschaftlichen Diskussion als gleichwertig anzusehen. Bei der oben angegebenen Untersuchung ergab sich ein p-Wert von mehr als 0,1.

Das bedeutet nun nicht, dass tatsächlich kein Unterschied zwischen den beiden Behandlungsarmen besteht. Er konnte nur statistisch nicht aufgezeigt werden. Die Festlegung auf $p < 0,05$ als statistisch signifikant erfolgte willkürlich. Bei der Interpretation eines so dargestellten Ergebnisses hat man demnach nur die Möglichkeit zwischen Ja (die Antibiotikatherapie ist tatsächlich einer Placebobehandlung überlegen) und Nein (Placebobehandlung und Antibiotika-Behandlung sind gleichwertig) zu entscheiden.

Betrachtet man für dieses Ergebnis nun das 95 % Konfidenzintervall, ergibt sich ein anderes Bild: Der Punktschätzer (in diesem Fall das Odds ratio) liegt bei 0,65 (zugunsten einer Antibiotika-Behandlung) mit einem Konfidenzintervall von 0,34 (zugunsten einer Antibiotika-Behandlung) und 1,22 (zugunsten der Placebobehandlung). Dies bedeutet, dass der größte Teil des Konfidenzintervalls links von der 1 liegt, dem Bereich also, der den positiven Effekt einer Antibiotikatherapie darstellt. Allerdings kann man nicht mit letzter Sicherheit sagen, dass Antibiotika in diesem Fall sicher besser wirken als Placebo, da das Konfidenzintervall die 1 mit einbezieht (siehe Kap. 9.6).

Allerdings kann die Erhöhung der Studienzahl (bei einem systematischen Review) oder der Patientenzahl (bei einer Einzelstudie) das Konfidenzintervall verkleinern. So kann aus einem zuvor nicht signifikanten Ergebnis ein signifikantes Ergebnis werden (siehe Abb. 9.1). In einer Studie an insgesamt 980 Kindern ergibt sich ein Odds ratio von unter 1 zugunsten der Antibiotikatherapie mit einem Konfidenzintervall, welches ebenfalls nicht mehr die 1 miteinschließt (0,29 bis 0,85). Dieses Ergebnis ist auch statistisch signifikant.

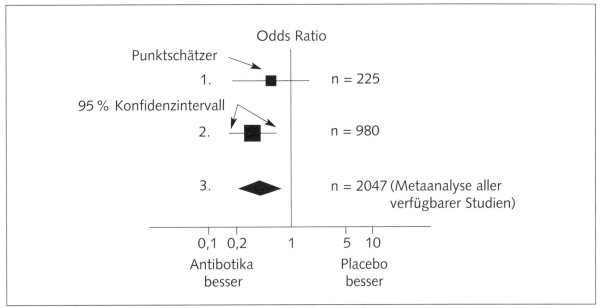

Abb. 9.1 Antibiotika versus Placebo zur Behandlung der Otitis media bei Kindern. Gemessener Endpunkt: Schmerzen nach 2–7 Tagen.

Die dargestellten Ergebnisse stammen aus einem systematischen Review der Cochrane Library. Die Metaanalyse aller verfügbaren randomisierten Untersuchungen kommt zu einem erstaunlichen Ergebnis: Bezüglich der Schmerzlinderung innerhalb von 24 Stunden gibt es keinen Unterschied zwischen Placebo und Antibiotika-Behandlung. Außerdem gibt es offensichtlich keinen Hinweis darauf, dass die kleine Patienten nach einer Otitis media schlechter hören, wenn auf eine Antibiose verzichtet wird. Tympanometrie und Perforationsrate unterschieden sich zwischen den Behandlungsgruppen nicht signifikant. Einziger Zielparameter mit signifikantem Vorteil für eine Antibiotika-Behandlung war die Schmerzfreiheit nach 2–7 Tagen (siehe Abb. 9.1). Unerwünschte Wirkungen traten unter Antibiotikabehandlung erwartungsgemäß häufiger auf. [3,7,9]

9.8 ARTEN DER DATENANALYSE

Intention-to-treat-Analyse

Im Verlauf klinischer Studien scheiden Patienten wegen unterschiedlichster Gründe aus. Solche Gründe können beispielsweise Heilung, therapeutischer Misserfolg, nicht tolerierbare Nebenwirkungen oder auch Tod sein. Um eine Strukturgleichheit zwischen den Behandlungsgruppen auch für die Auswertung des klinischen Datenmaterials zu gewährleisten, ist es dennoch notwendig, dass die Daten aller Patienten, die im ursprünglichen Behandlungsplan enthalten waren und einer Gruppe zufällig zugeteilt wurden, zur Auswertung gelangen. In der Intention-to-treat-Analyse (ITT) werden alle Patienten in der ihnen nach Randomisierung zugewiesenen Gruppe analysiert. Dies geschieht unabhängig davon, ob das Behandlungsregime (Verum/Kontrolle) gewechselt wurde oder der Patient die Behandlung abgebrochen hat oder verstorben ist. Bereits im

Studienplan müssen Kriterien erarbeitet sein, nach denen diese Patienten in die Auswertung eingehen sollen. In der Regel werden zwei Möglichkeiten unterschieden: Scheidet ein Patient bereits frühzeitig aus (also direkt nach Randomisierung oder nach wenigen Therapieeinheiten), sind die Daten dieses Patienten in jedem Fall der Auswertung zuzuführen, sobald eine Nachbeobachtung über die Studiendauer möglich ist. Scheidet der Patient dagegen aus und es besteht keine Möglichkeit einer Nachbeobachtung, so werden diese Daten gesondert als Nach-Beobachtungsverluste (Lost-To-Follow-up) aufgelistet.

Diese Art der Auswertung wird bevorzugt, um den therapeutischen Nutzen einer Behandlung zu beziffern (↪ effectiveness). Fehlende Compliance und Therapiewechsel, wie sie auch bei der praktischen Anwendung des neuen Verfahrens erwartet werden müssen, werden so in die Berechnung des Behandlungseffektes mit einbezogen. Darüber hinaus werden systematische Fehler (↪ Bias), die sich durch den Verlust von mehr als 20 % aller Verum-Fälle aufgrund unerwünschter Wirkungen ergeben können, ausgeschlossen.

Im Vergleich zur Per-protocol-Analyse wird der Behandlungseffekt durch die Intention-to-treat-Analyse niedriger, aus den oben genannten Gründen aber auch realistischer eingeschätzt. Wurde eine klinische Untersuchung nach der Per-protocol-Analyse ausgewertet, so kann mit einer nachträglichen Intention-to-treat-Analyse dieses Studienergebnis auf Glaubwürdigkeit überprüft werden.

Bei der Beurteilung von Studienergebnissen wird die Intention-to-treat-Analyse daher als Qualitätskriterium angesehen, welches valide Ergebnisse liefert. Wie wurde mit Studienabbrechern umgegangen? Wurde dokumentiert, wann und warum jemand die Studie abbrach? Wurden alle Studienteilnehmer ausgewertet? Diese Frage finden sich daher auch im Inhalt des Bewertungsfragebogens zur klinischen Einzelstudie (siehe Kap. 8.1.3) [4].

Per-protocol-Analyse

In der Per-protocol-Analyse (PPA) werden nur die Patienten berücksichtigt, die das Studienende erreicht haben und zwar in den Behandlungsgruppen, in denen die Behandlung auch erfolgt ist. Behandlungsabbrecher werden in der statistischen Analyse nicht beachtet, Behandlungswechsel werden der entsprechenden Gruppe zugeschlagen. Bei dieser Art der Berechnung wird der Behandlungseffekt durch den nicht berücksichtigten Verlust an Behandlungsfällen oder den Wechsel in die experimentelle Gruppe oft zu positiv eingeschätzt. Durch das Weglassen von bestimmten Patientendaten und Therapieverläufen wird darüber hinaus die zu Anfang mit großem Aufwand durchgeführte zufällige Verteilung des Patientenkollektivs wieder ausgehebelt. Die formal bestehende Strukturgleichheit der Behandlungsgruppen wird damit empfindlich gestört und die Studienergebnisse kommen in eine allzu positive Schieflage. Gehen innerhalb der Studie mehr als 20 % der Patienten verloren, sind die Ergebnisse der Untersuchung nicht mehr interpretierbar [4].

9.9 TRICKS BEI DER AUSWERTUNG

9.9.1 POST-HOC-ERGEBNISSE

Öfter werden in der Zusammenfassung klinischer Untersuchungen so genannte Post-hoc-Hypothesen als Ergebnisse angeführt. Hiermit sind Ergebnisse zu Fragestellungen gemeint, die sich erst durch die Analyse der erhobenen Daten ergeben haben, die aber nicht Teil der zu Studienbeginn formulierten Hypothese waren. Im schlimmsten Fall werden im Zusammenhang mit solchen Post-hoc-Hypothesen Wahrscheinlichkeitsaussagen getroffen. Mit der Angabe $p < 0,05$ wird im Allgemeinen eine signifikante und damit für die Wissenschaft sichere Aussage angegeben (siehe Kap. 9.7).

Im Falle einer nachträglich aufgestellten Post-hoc-Hypothese wird mit einer solchen Wahrscheinlichkeitsangabe ein sicheres Ergebnis suggeriert. Wurde beispielsweise die Wirksamkeit einer therapeutischen Intervention an einem gemischtgeschlechtlichen Kollektiv untersucht, wobei die Intervention und die Kontrollbehandlung keinen signifikanten Unterschied in den Heilerfolgen zeigten, ist die nachträgliche Aussage, dass die Intervention bei Frauen über 50 signifikant wirksam war, nicht als Ergebnis der Untersuchung zu akzeptieren. Eine solche Wahrscheinlichkeitsaussage darf nämlich nur dann getroffen werden, ..."wenn die zu prüfende Hypothese vor jedweder Datenanalyse eindeutig formuliert worden ist... Wenn ein (solcher) Test selbst oder die Art, in der mitgeteilt wird, durch die Daten motiviert wird, ist die Angabe der Irrtumswahrscheinlichkeit wie zum Beispiel $p < 0,05$, irreführend" [2].

Solche „signifikanten" Ergebnisse können auf verschiedene Arten erhalten werden:

- Erhebung großer Datenmengen und nachträgliche Durchführung verschiedener Tests, quasi auf der Suche nach einem signifikanten Ergebnis, welches dann auch veröffentlicht werden kann.
- Ungeplante Verwendung von vorher nicht definierten Untergruppen, in denen der Zielparameter im Vergleich zur Kontrollgruppe signifikante Abweichungen zeigt.

Das alles heißt nun wiederum nicht, dass den Autoren einer Studie derartige Rechenoperationen untersagt seien. Die damit einhergehenden Aussagen dürfen jedoch lediglich zur Generierung neuer Hypothesen oder zur näheren Beleuchtung der primären Ergebnisse herangezogen werden.

9.9.2 VERWENDUNG NICHT ANGEBRACHTER STATISTISCHER VERFAHREN

Zur „Aufbesserung" der erhobenen Daten können Auswertungsverfahren verwendet werden, die einen statistisch signifikanten Unterschied nachweisen, obwohl dieser in Wahrheit nicht vorhanden ist. Dies kann entweder durch die rechnerische Transformation von Daten erreicht werden („datenferne" Analyse) bzw. durch die Verwendung des falschen statistischen Tests. Für den statistischen und methodischen Laien sind solche Fehler zugegebenermaßen nicht leicht zu identifizieren. Vielmehr ist es die Aufgabe der Gutachter von Zeitschriften, solche Mängel vor der

TRICKS BEI DER AUSWERTUNG

Veröffentlichung zu erkennen und von den Autoren beseitigen zu lassen. Die unabhängige Durchsicht solcher Ergebnisse ist allerdings nicht in jedem Fall gewährleistet. Nicht jede Zeitschrift verfügt über ein Peer-Review-Verfahren (siehe Kap. 7.3.1) und nicht jedes Begutachtungs-Verfahren ist qualitätskontrolliert. Zudem ist selbst die renommierteste wissenschaftliche Fachzeitschrift nicht davor gefeit, dass Artikel zur Veröffentlichung gelangen, deren Datenanalyse und damit deren Schlussfolgerung in Frage gestellt werden muss (siehe Kap. 7.2) [8].

9.9.3 ZWISCHENAUSWERTUNGEN OHNE PLAN

Die Datenauswertung einer Untersuchung muss sich an den zu Studienbeginn festgelegten Fragestellungen und Auswertungsvorgaben orientieren. Tut sie das nicht, ist dies in jedem Fall zu erläutern. Werden beispielsweise Zwischenauswertungen durchgeführt, die nicht im Prüfprotokoll fixiert sind, kann es zu Fehlinterpretationen und voreiligen Studienabbrüchen kommen. Üblicherweise werden Zwischenauswertungen, also Auswertungen der erhobenen Daten zu einem Zeitpunkt vor dem eigentlichen Studienende, nur dann durchgeführt, wenn damit eine bestimmte Fragestellung beantwortet werden soll. Der Zeitpunkt ist für diese Fragestellung statistisch begründet und abgesichert. Das zu Studienbeginn festgelegte Studienende ist an der Ausgangsfrage orientiert und ebenfalls statistisch abgesichert.

Falls die klinische Frage nun beispielsweise der Nachweis der klinischen Wirksamkeit eines neuartigen blutdrucksenkenden Präparates wäre, ist der Nachweis der therapeutischen Wirksamkeit erst mit dem Ablauf der gesamten Studiendauer erbracht. In allen anderen Fällen besteht bei nicht geplanten Zwischenauswertungen die Gefahr, das Signifikanzniveau nicht zu erreichen. Die Folge wäre, dass das „zufällige" Ergebnis der Zwischenauswertung unerlaubterweise als Endergebnis mit dem Anspruch auf einen validen Wirksamkeitsnachweis verbreitet wird.

Aus diesem Grund dürfen in keinem Fall Zwischenauswertungen ohne Erwähnung im Studienplan als Wirksamkeitsnachweis akzeptiert werden (siehe Kap. 3) [8].

9.9.4 NICHTBEACHTUNG DER BEOBACHTUNGSEINHEIT

Klinische Ergebnisse gelten als besonders wertvoll, wenn sie statistisch signifikant erbracht werden können. Nicht nur, dass diese mit jener Umschreibung quasi aufgewerteten Ergebnisse schneller als „valide" in der Praxis akzeptiert werden, es hat sich auch gezeigt, dass Studienergebnisse, die statistisch signifikant erbracht wurden, schneller und einfacher zur Veröffentlichung gelangen (↪ Bias, siehe Kap. 7.2 und Kap. 7.3.2) [6]. Statistische Signifikanz wird mit dem p-Wert $< 0{,}05$ oder mit einem Konfidenzintervall (CI) 95 % $\neq 1$ gezeigt (siehe Kap. 9.7). Beide Parameter sind eine Funktion der in der Studie untersuchten Patientenanzahl bzw. der verfügbaren Messpunkte. Allein durch eine Erhöhung der Anzahl von Messwerten kann demnach ein signifikantes Ergebnis erhalten werden. Werden dabei unerlaubte Methoden angewandt, wie das Nicht-Beachten der Beobachtungseinheit, sind die Ergebnisse nicht valide. Beispiele hierfür sind die Messung des Blutdrucks an beiden Armen eines Patienten unter antihypertensiver

Therapie, die Messung der Volumenabnahme der Unterschenkel an beiden Beinen eines Patienten unter Venentherapeutika oder die lokale antipsoriatische Therapie verschiedener Psoriasisherde an einem Patienten. Die so erhobenen Daten gehen als unabhängige Beobachtung in die Analyse ein, obwohl sie tatsächlich an einem einzelnen Patienten erbracht wurden und damit korreliert sind. In der Folge wird das dazugehörige Konfidenzintervall kleiner und suggeriert eine geringere Schwankung der Ergebnisse oder schlimmstenfalls eine de facto nicht vorhandene statistische Signifikanz der Studienergebnisse.

9.9.5 STATISTISCH SIGNIFIKANT IST NICHT KLINISCH RELEVANT

Die Problematik ist bereits bekannt. Ein Studienergebnis, welches statistisch signifikant erbracht wurde, genießt ad hoc einen Bonus, leider allzu oft ungerechtfertigt.

Erstens sollte darauf geachtet werden, auf welche Weise statistisch signifikante Ergebnisse erzielt wurden: Beruht beispielsweise die Studienaussage auf einer Untergruppenanalyse, die zuvor im Prüfprotokoll nicht erwähnt wurde? Oder wurden zahlreiche Wirkparameter (diverse Laborwerte zur Abschätzung „objektiver" Parameter, undurchsichtige Indizes zur Abschätzung „subjektiver Parameter") verwandt? Wurden verschiedene Rechenoperationen durchgeführt, von der eine dann ein statistisch signifikantes Ergebnis lieferte? In all diesen Fällen sind die Ergebnisse nicht valide und sollten nicht als Wirksamkeitsnachweis anerkannt werden.

Aber last but not least: Selbst ein statistisch signifikant und methodisch einwandfrei erbrachtes Ergebnis einer therapeutischen Intervention muss sich an seiner klinischen Relevanz messen lassen. So sind in einer vergleichenden Untersuchung von einer oralen Rosskastanienextrakt-Therapie mit klassischer Kompressionsbehandlung bei chronisch venöser Insuffizienz die statistisch hochsignifikant erbrachten Verminderungen der Unterschenkelvolumina um durchschnittlich 43,8 ml unter Therapie mit Rosskastanienextrakt im Vergleich von Placebo von den Autoren der Studie selbst als „klinisch irrelevant" eingestuft worden (siehe Kap. 8). Daher sollte in der Methodik einer validen Untersuchung die Angabe zur erwarteten, klinisch relevanten Veränderung der Zielgröße nicht fehlen. Darüber hinaus ist bei der Durchführung klinischer Studien darauf zu achten, dass patientenrelevante Zielgrößen untersucht werden (⮕ Surrogat-Marker).

9.9.6 LÜCKENHAFTE WIEDERGABE IN DEN ABSTRACTS

Oft müssen die Verfasser einer Studie gar nicht den „statistischen" Umweg wählen, um ihre Studienergebnisse wissentlich oder unwissend vorteilhafter darzustellen. In den letzten Jahren hat es sich bei den Lesern von klinischen Untersuchungen eingebürgert, zur Bewertung einer Studienaussage nicht mehr die gesamte Studie, sondern – auf die Integrität der Verfasser vertrauend – lediglich das Abstract (also die Inhaltsangabe) dieses Studienberichts zu lesen. Dieses Verhalten wird offensichtlich leidlich ausgenutzt: Unzureichend wiedergegebenes methodisches Vorgehen, nicht vollständig referierte Ergebnisse, lückenhafte Berichterstattung unerwünschter

Ereignisse in den Zusammenfassungen verschleiern die wahren Ergebnisse der Studie und lenken den Leser in die falsche Richtung. Zwischen dem Inhalt medizinischer Abstracts und Originalarbeiten bestehen nach Literaturangaben je nach Journal 18–68 % Unstimmigkeiten. Es sei aus diesem Grund nochmals davor gewarnt, allein aus einem Abstract die Studienergebnisse erfassen und bewerten zu wollen. [1,10]

Literaturhinweise
[1] Arzneitelegramm: Abstracts: Irreführung oder schon Betrug – Wo sind die Grenzen? AT 31 (2000), 25
[2] Bailar JC: Science, statistics and deception. Ann Intern Med 104 (1986), 259–260
[3] Burke P, Bain J, Dunleavey J: Acute red ear in children: controlled trial of non-antibiotic treatment in general practice. BMJ 303 (1991), 558–562]
[4] Cochrane Library: Glossary, Issue 1, 2001, Oxford Update Software
[5] DCCT: The effect of intensive diabetes therapy on the development and progression of neuropathy. Ann Intern Med, 122 (1995), 561–568
[6] Eger M, Smith GD: Bias in location and selection of studies. BMJ 316 (1998), 61–66
[7] Glasziou PP, Hayem M, Del Mar CB: Antibiotics versus placebo for acute otitis media in children, Cochrane Review. In: Cochrane Library, Issue 1, 2001. Oxford: update software
[8] Jesdinsky HJ, Trampisch JH: Statistik und Biometrie in Dölle: W, Müller-Oerlinghausen B, Schwabe U: Grundlagen der Arzneimitteltherapie. BI-Wissenschaftsverlag Mannheim, Wien, Zürich 1986, 120–133
[9] Kaleida PH, Casselhrant ML, Rockette HE, Paradise JL, Bluestone CD, Blatter MM, Reisinger KS, Wald ER, Supane JS: Amoxici or myringotomy or both for acute otitis media: results of a randomized clinical trial. Pediatrics 87 (1991), 466–474]
[10] Krämer HJ: Internet – Ein Werkzeug mit Tücken. DGPT-Forum 26 (2000), 57–61
[11] Medical Research Working Party: MRC trial of treatment of mild hypertension: principal results. BMJ (1985); 291: 97–104
[12] NN: Effects of treatment on morbidity in hypertension. Results in patients with diastolic pressures averaging 115 through 129 mm HG. JAMA (1967) 202: 1028–1034[15]
[13] NN: Prehospital thrombolytic therapy reduced mortality in acute MI. Evidence-Based Medicine (1996) 1:138
[14] Riemann JF, Schilling D, Schauwecker P, Wehlen G, Dorlars D, Kohler B, Maier M: Cure with omeprazole plus amoxicillin versus long-term ranitidine therapy in Helicobacter pylori-associated peptic ulcer bleeding, Gastrointest Endosc 46 (1997), 299–304
[15] Sackett DL, Richardson WS, Rosenberg W, Haynes RB: Evidenz-basierte Medizin-EBM-Umsetzung und -Vermittlung, Übers. Kunz R, Fritsche L, Zuckschwerdt Verlag Bern, Wien, New York 1996 105–111
[16] Trampisch HJ, Windeler W: Konfidenzintervalle in: Medizinische Statistik 2. Auflage, Springer Verlag Berlin, Heidelberg, New York 2000, 200–207

Tricks bei der Auswertung

Ein kleines Rätsel

Wie würden Sie sich entscheiden? Sie sollen die Therapie einer Diabetikerin mit Diabetes Typ II bewerten. Im Folgenden sind die Ergebnisse von fünf unterschiedlichen klinischen Studien angegeben, die verschiedene therapeutische Maßnahmen zur Verhinderung einer diabetischen Spätfolge (Neuropathie) widerspiegeln. Welche dieser Maßnahmen würden Sie der Patientin anraten? Für alle Maßnahmen gilt ein Behandlungszeitraum von 10 Jahren.

A. Unter intensivierter Therapie ergibt sich eine absolute Risikoreduktion von 2,8 %.
B. Unter einem anderen Schema einer intensivierten Diabetesbehandlung verringert sich die Rate an neuropathischen Ereignissen um 24 %.
C. Die Rate der Patienten ohne Ereignis steigt mit dem dritten Therapieregime von 88,4 % auf 91,2 %.
D. Mit dem vierten Therapieschema müssen 36 Patient/Innen behandelt werden, um eine Polyneuropathie zu vermeiden.
E. Das Risiko eines Ereignisses liegt unter dem fünften intensivierten Therapieregime bei 8,8 %.

1. B ist die beste Maßnahme.
2. A und C sind gleich gut.
3. A, C und E sind empfehlenswert.
4. Alle Maßnahmen sind gleich gut.

Tricks bei der Auswertung

Noch ein kleines Rätsel

Zur Sekundärprophylaxe eines Herzinfarktes stehen verschiedene Arzneimittel zur Verfügung. Von welchem würden Sie den höchsten Benefit für Ihren Patienten erwarten? Für alle Maßnahmen gilt ein Behandlungszeitraum von 2 Jahren.

A. Unter Medikament 1 sinkt die Rate an tödlichen Myokardinfarkten von 7,1 % auf 4,1 %.
B. Mit Medikament 2 müssen 34 Patienten behandelt werden, um 1 Reinfarkt zu vermeiden.
C. Medikament 3 führt zu einer ca. 42 %igen Verminderung der Reinfarkte.
D. Medikament 4 führt zu einer absoluten Reduktion von Reinfarkten um 5 %.

1. Medikament 1, 2 und 3 sind gleich gut.
2. Medikament 3 ist zu präferieren.
3. Medikament 4 ist die therapeutische Maßnahme mit dem höchsten Benefit.
4. Alle Medikamente sind gleich gut.

Und aller guten Dinge sind drei

Sie stecken in einem Beratungsgespräch mit einem langjährigen Kunden. Dieser leidet an einer Herzinsuffizienz, die seit Jahren mit einem Diuretikum und einem Herzglykosid behandelt wird. Der behandelnde Arzt hatte dem Patienten vor einem Monat zum ersten Mal zusätzlich einen ACE-Hemmer verschrieben. Der Patient klagt über heftigen trockenen Husten, den er auf das neue Arzneimittel schiebt. Sie versprechen eine Literaturrecherche zu dieser Substanzklasse im Hinblick auf die Nebenwirkungsraten und finden tatsächlich einige Studien hierzu. Was empfehlen Sie Ihrem Patient?

A. Nach Gabe von Medikament 1 ergab sich bei 41,8 % der Patienten ein medikamenteninduzierter Husten im Vergleich zu 11,1 % unter Placebobehandlung.
B. Medikament 2 erhöht das Risiko eines arzneimittelinduzierten Hustens absolut um 34,9 %.
C. Unter Medikament 3 liegt das Relative Risiko eines arzneimittelinduzierten Hustens 3,77 mal höher als unter Placebobehandlung.
D. Mit Medikament 4 können nur 3 Patienten behandelt werden, bevor mit einem zusätzlichen Nebenwirkungsfall gerechnet werden muss (Number needed to harm).
E. Die Behandlung mit Medikament 5 führt zu einer Relativen Risikoerhöhung eines medikamenteninduzierten Hustens um das 2,77fache.

1. Medikament 2 hat das höchste Risiko eines arzneimittelinduzierten Hustens.
2. Medikament 1 und 4 sind vergleichbar.
3. Medikament 1,3,4 und 5 sind vergleichbar.
5. Alle Medikamente sind vergleichbar.

Darüber hinaus liegt Ihnen eine Studie vor, wonach der Ausgang der Befragung, ob Husten unter ACE-Hemmer-Behandlung aufgetreten war oder nicht, abhängig war von der Art der Fragestellung. Wurde nicht explizit nach Husten als Nebenwirkung gefragt, nannte kein Patient diesen als unerwünschte Wirkung.

Überlegen Sie sich eine Suchstrategie in Medline und versuchen Sie, die für die oben angegebenen Rätsel zugrunde gelegten Studien herauszufinden.

Im Anhang finden Sie die Auflösungen zu den drei Rätseln

10. Evidenz-basierte Arbeit im Apothekenalltag

10.1 ABLAGESYSTEM

Wenn Sie alle die in den vorangegangenen Kapiteln enthaltenen Informationen verarbeitet haben und diese zudem beherzigen, werden Sie nach einiger Zeit das Bedürfnis entwickeln, die einmal in die Literatursuche investierte Arbeit und die sich daraus ergebenden Konsequenzen für Ihre tägliche Praxis so zu hinterlegen,
A. dass Sie die gesammelten Informationen schnell wieder zu Rate ziehen können und
B. dass Sie diese anderen Personen, ihren Kollegen in der Offizin, ihrem benachbarten Arzt ebenfalls rasch und nachvollziehbar zur Verfügung stellen können.

Sie benötigen ein funktionierendes Ablagesystem, welches sich im Wesentlichen durch fünf Merkmale auszeichnet.

- Es existiert nur eine Stelle in der Offizin, an der pharmakologische Informationen im weitesten Sinne gesammelt werden.
- Das verwendete Ordnungsprinzip sollte allen Kollegen bekannt sein.
- Das verwendete Ordnungsprinzip muss umfassend genug sein, alle Informationen möglichst eindeutig aufnehmen zu können, so dass jede Information von jedem der Benutzer an derselben Stelle abgelegt werden würde und sich jede Information so auch wieder auffinden lässt.
- Das verwendete Ordnungsprinzip sollte mit fortschreitender Eingabe/Ablage von Informationen problemlos „mitwachsen" können.
- Wenn möglich, sollten die Informationen nicht als Printversion aufbewahrt werden, sondern als maschinenlesbare Version. Diese Art der Informationsverarbeitung hat enorme Vorteile: Man kann sie jederzeit problemlos aktualisieren und ergänzen, sie kann in jeder beliebigen Menge ausgedruckt und/oder per E-Mail verschickt werden.

Als solche Ordnungsprinzipien bieten sich verschiedene Codierungsmethoden an: An erster Stelle sind hier Codierungen zu nennen, die auch im Zeitverlauf eine Kontinuität aufweisen, so dass die Zuordnung von Arzneimitteln oder Indikationsgebieten stets eindeutig bleibt. Hierzu zählen beispielsweise der ATC-Code der WHO [1] oder der IMS-Code [2] für Arzneimittel. Natürlich kann auch das Ordnungsprinzip der Roten Liste benutzt werden, allerdings mit dem Nachteil, dass die Standortnummern der Arzneimittel in Abhängigkeit vom wachsenden Arzneimittelmarkt von Jahr zu Jahr wechseln können und die Rote Liste Indikationsgruppe nur eine relativ grobe Einteilung liefert. Darüber hinaus erfolgt die Einordnung von Arzneimitteln nach den Vorgaben der Arzneimittelhersteller, ist also geprägt von deren marktwirtschaftlichem Interesse, wohingegen auf Wirkstoff und Einsatzgebiet festgelegte Codierungen (WHO-System) mit systematischer Methodik eine eindeutige Zuordnung ermöglichen. Das WHO-System wird mittlerweile in den Zulassungsunterlagen der EMEA (europäische Zulassungsbehörde), in der ABDA-Datenbank und in der Gelben Liste verwendet. Da ein Ablagesystem nur funktioniert, wenn die Anwendung und Bedienung allgemein akzeptiert ist, sollten die Entscheidungen über die Art des Ablagesystems, seine Nutzung und seine Pflege im Konsens getroffen werden.

10.2 PHARMABOARD

Darüber hinaus sollten Sie sich die Arbeit, die mit der Literatursuche zu bestimmten Fragestellungen verbunden ist, mit ihren Kollegen teilen. Achten Sie darauf, Doppelarbeit zu vermeiden. Vorstellbar ist hier die Etablierung eines schwarzen Brettes in der Offizin, wo alle klinischen Fragestellungen gesammelt werden, die im Zusammenhang mit therapeutischen, aber auch mit präventiven, prognostischen oder diagnostischen Maßnahmen aufgetreten sind. Dabei ist es ratsam, auch gleich den Namen desjenigen Mitarbeiters/Kollegen aufzunehmen, der die Fragestellung bearbeitet bzw. bearbeiten wird. Dieses „Pharma-Board" zeigt somit auf einen Blick, für welche Fragestellungen gerade die einzelnen Mitarbeiter/Kollegen Experten sind bzw. welche Fragen dringend bearbeitet werden sollten. Darüber hinaus kann solch ein „Pharma-Board" neue „Strömungen" oder Fragestellungen, die die Patienten in die Apotheke tragen, schnell visualisieren. Die zu bearbeitenden Fragestellungen sind damit höchst patienten- und basisorientiert und werden bei einer erfolgreichen Bearbeitung die Beratungskompetenz erhöhen.

10.3 PHARMA-KOLLOQUIUM

In Form eines apothekeninternen Kolloquiums, welches mindestens einmal im Monat stattfinden sollte, können dann die Informationen ausgetauscht werden, die eine intensivere Bearbeitung der klinischen Fragestellung ergeben haben. Die Diskussion im Plenum wird für das ganze Team sehr fruchtbar sein. Danach werden die erarbeiteten Informationen entweder dem Ablagesystem zugeführt oder in eine computergestützte „Pharma-Bank" eingespeist. Ab diesem Zeitpunkt stehen sie dann allen zur Einsicht bereit. Neben der Bearbeitung aktueller und daher sehr konkreter Fragestellungen kann ein fester Literaturdienst eingerichtet werden, bei dem sich jeder Mitarbeiter/Kollege eines bestimmten Fachgebiets als Experte für das Team annimmt, beispielsweise Bluthochdrucktherapie, Diabetes, Sterilität etc. Nach einem Bericht über den Stand des Wissens für dieses Fachgebiet, eventuell im Rahmen eines Kolloquiums, ist dieser nachfolgend für eine möglichst aktuelle Literatursuche nach praxisrelevanten Veröffentlichungen zuständig. Hierfür stehen neben den bereits in der Apotheke verfügbaren Periodika derzeit über das Internet verschiedene Dienste zur Verfügung, welche zum Teil Volltext-Einsichten in die neuesten Ausgaben der relevanten Fachzeitschriften bieten (siehe Kap. 12) oder zumindest das Inhaltsverzeichnis nach zuvor festgelegten persönlichen Schlüsselwörtern (in unserem Beispiel: hypertension, diabetes, infertility) durchsuchen und das Ergebnis automatisch per E-Mail an Sie senden. Auch hier sollten die Ergebnisse im nächsten Kolloquium angesprochen und diskutiert werden und eventuell Konsequenzen für die Zukunft erarbeitet werden.

10.4 PHARMA-LEITLINIEN

All diese Maßnahmen werden den internen Dialog in Ihrer Apotheke fördern und die Qualität der Beratung auf allen Ebenen anheben. Fördern Sie Ihre Mitarbeiter/Kollegen und motivieren Sie sie zur inhaltlichen Mitarbeit. Ein regelmäßig stattfindendes Kolloquium kann ein wunderbares Forum zum Wissensaustausch und zur Ideenschmiede werden. Überlegen Sie im Team, wie

Sie die neuen Ideen der Evidenz-basierten Medizin in den Apothekenalltag integrieren können. Ein erster Schritt könnte die Erarbeitung von Beratungsleitlinien (⇨ Leitlinien) sein, die nach zuvor definierten Qualitätskriterien für eine bestimmte Indikation von allen Mitarbeitern/Kollegen entwickelt wird. Diese im Konsens erarbeiteten Pharma-Leitlinien werden von allen eingehalten. Sie dienen der internen Qualitätssicherung und der Außendarstellung. Ihre Apotheke wird dadurch mit der Zeit ein ganz eigenes Profil entwickeln, welches von Ihren Kunden wiedererkannt und geschätzt wird.

Soweit zu den Vorschlägen für die Umsetzung einer Evidenz-basierten und damit wissenschaftlich fundierten Arbeit innerhalb einer Offizin-Apotheke.

10.5 QUALITÄTSZIRKEL

Übergreifende externe Veränderungen wie fachübergreifende Qualitätszirkel, an denen Pharmazeuten, Ärzte und Gesundheitswissenschaftler gleichermaßen teilnehmen, scheitern leider immer wieder an standespolitischen und lobbyistischen Reibereien. Dies heißt aber wiederum nicht, dass der Versuch, einen solchen Kreis im persönlichen Umfeld zu gründen, nicht von Erfolg gekrönt sein kann. Auf den konkreten Dialog, den kontinuierlichen Wissensaustausch und auf eine effektive Zusammenarbeit kommt es an.

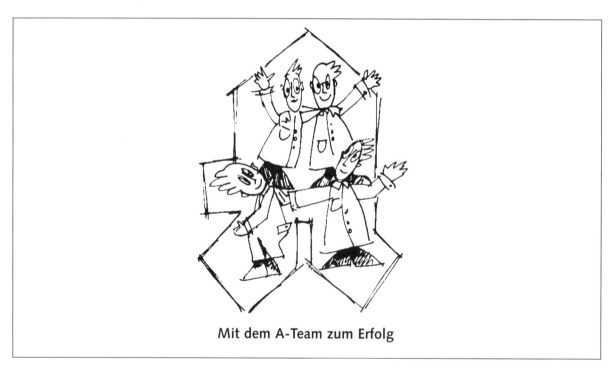

Mit dem A-Team zum Erfolg

Literaturhinweise
[1] ATC/DDD Index 2000, WHO Collaborating Centre for Drug Statistics Methodology; deutsche Ausgabe: Fricke U, ATC-Code – Anatomisch-therapeutisch-chemische Klassifikation für den deutschen Arzneimittelmarkt, 4. Auflage, WIdO (Hg), Bonn 2000
[2] European Pharmaceutical Market Research Assoziation (EPhMRA), Pharmaceutical Business Intelligence and Research Group (PBIRG), http://www.ephmra.org

11. Alphabetisches Glossar

Die folgenden Begriffe tauchen immer wieder in klinischen Studien auf. Sie sind wichtig, um die Zielgrößen klinischer Studien einordnen und die Ergebnisse klinischer Studien bewerten zu können. Das Kapitel soll Ihnen eine Hilfe sein, sich schnell über die Bedeutung dieser Fachtermini zu informieren. Der Aufbau des Glossars ist alphabetisch. ⇨ Begriffe die hier, im Alphabetischen Glossar, zu finden sind, sind im Text und im Glossar mit diesem Pfeil gekennzeichnet.

ARZNEIMITTEL

Arzneimittel sind Stoffe und Zubereitungen aus Stoffen, die dazu bestimmt sind, durch Anwendung am oder im menschlichen oder tierischen Körper

1. Krankheiten, Leiden, Körperschäden oder krankhafte Beschwerden zu heilen, zu lindern, zu verhüten oder zu erkennen,
2. Die Beschaffenheit, den Zustand oder die Funktionen des Körpers oder seelische Zustände erkennen zu lassen,
3. Vom menschlichen oder tierischen Körper erzeugte Wirkstoffe oder Körperflüssigkeiten zu ersetzen,
4. Krankheitserreger, Parasiten oder körperfremde Stoffe abzuwehren, zu beseitigen oder unschädlich zu machen oder
5. Die Beschaffenheit, den Zustand oder die Funktionen des Körpers oder seelische Zustände zu beeinflussen [4].

ÄQUIVALENZ, PHARMAZEUTISCHE

Pharmazeutisch äquivalente Arzneimittel enthalten den gleichen Arzneistoff oder wirksamen Bestandteil in der gleichen chemischen Form, in der gleichen Applikationsform mit dem gleichen Applikationsweg und in der gleichen Dosisstärke. Darüber hinaus sind pharmazeutisch äquivalente Präparate identisch hinsichtlich der pharmazeutischen Parameter Qualität, Identität, Reinheit und Dosierungsgenauigkeit. Unterschiede können lediglich bei der Verwendung von Hilfsstoffen, Verpackung, Haltbarkeit und Kennzeichnung auftreten [2].

ALTERNATIVE, PHARMAZEUTISCHE

Arzneimittel gelten als pharmazeutisch alternativ, wenn sie zwar den gleichen Arzneistoff bzw. wirksamen Bestandteil enthalten, dieser aber in unterschiedlicher chemischer Form (unterschiedliche Salze, Ester, Komplexe, z. B. Estradiol, Estradiolvalerat, Estradiolbenzoat) bzw. in unterschiedlicher Darreichungsform (z. B. Tabletten, Dragees, Kapseln) oder in unterschiedlicher Dosisstärke vorliegt [2].

ÄQUIVALENZ, THERAPEUTISCHE

Von therapeutisch gleichwertigen Präparaten wird gesprochen, wenn sie den gleichen Arzneistoff oder wirksamen Bestandteil enthalten und klinisch die gleiche Wirksamkeit und Unbedenklichkeit besitzen, wie das Arzneimittel, dessen Wirksamkeit und Unbedenklichkeit nachgewiesen ist (z. B. Acetylsalicylsäure: Aspirin®, ASS ratiopharm®, ASS Stada® etc.) [2]. Neben der pharmazeutischen Äquivalenz muss Bioäquivalenz gegeben sein.

ALTERNATIVE, THERAPEUTISCHE

Therapeutisch alternative Arzneimittel sind Präparate, die unterschiedliche Arzneistoffe enthalten, sich aber in ihrem pharmakologischen Effekt nicht wesentlich unterscheiden und so als Therapeutika zur Behandlung der gleichen Erkrankung geeignet sind (z. B. Captopril, Enalapril, Ramipril zur Behandlung der Hypertonie) [2]. Der Nachweis der therapeutischen Gleichwertigkeit kann nur in klinischen Studien erbracht werden.

BIAS

Unter Bias versteht man die durch systematische Fehler verursachte Verzerrung von Studienergebnissen. Bias kann durch unterschiedliche Fehler entstehen. In einer klinischen Studie können Fehler beispielsweise entstehen durch systematische Selektionsfehler, systematische Behandlungs- und Messfehler, in einem Review dagegen durch systematische Fehler bei der Literaturrecherche, durch die Nicht-Veröffentlichung von wichtigen Publikationen, durch eine deterministische Auswahl der verwendeten Untersuchungen etc. (siehe Tab. 7.3).

Von Selektionsbias in einer Einzelstudie spricht man, wenn die Patienten nicht in allen für den oder die Zielparameter relevanten Faktoren auf Verumgruppe und Kontrollgruppe gleich verteilt sind. Eine korrigierende Maßnahme, mit der bereits zu Beginn einer Studie jede Art von Selektionsbias vermieden werden kann, ist die zufällige Verteilung der Patienten auf die Behandlungsgruppen (⇨ Randomisierung). Die Verteilung der Patienten auf die einzelnen Gruppen darf dabei weder von dem aufnehmenden noch von dem behandelnden Arzt durchgeführt, sondern sollte in jedem Fall von einer unabhängigen Institution vorgenommen werden (⇨ concealment of allocation).

Bei Behandlungsbias werden die Patienten der Verumgruppe anders bzw. intensiver behandelt als die Patienten der Kontrollgruppe. Entweder werden allein durch die Verhaltensweise des Arztes unterschiedliche Behandlungsbedingungen in den beiden Gruppen geschaffen oder die Behandlungsschemata der Gruppen unterscheiden sich tatsächlich in einem oder mehreren Punkten voneinander. Beispielsweise kann bei nicht verblindeten Studien das Wissen um die Behandlungsart die Aufmerksamkeit des Behandlers für die Patienten unter Verum schärfen. Bei diesen Patienten kann das zu einer intensiveren Behandlung, einer besseren Compliance, einer vollständigeren Datenerhebung und einer besser dokumentierten Nachbeobachtung führen. Um diesen Effekt zu minimieren, sollten die vergleichenden Studien stets verblindet sein (⇨ Verblindung).

Darüber hinaus können sich bei fehlender Verblindung systematische Messfehler ergeben, wenn der messende und dokumentierende Arzt weiß, mit welchem Arzneimittel der Patient behandelt worden ist. In diesem Fall können Messungen, die einen subjektiven Interpretationsspielraum zulassen – und das tun die meisten Messungen –, bei Verumpatienten zu eher positiven Wertungen und bei Patienten unter der Kontrollbehandlung zu eher negativen Wertungen führen. Oder die Interpretation der Messpunkte fällt mit Kenntnis der Behandlungsart unterschiedlich aus: So werden Ausreißer bei den Verumpatienten eher neu gemessen oder ganz verworfen als bei Kontrollpatienten.

Zu den verschiedenen Biasformen, die beim Verfassen von systematischen Reviews auftreten können siehe Kapitel 7 [1,18].

COMPLIANCE

Unter Compliance (Einverständnis) versteht man das Befolgen der vom Therapeuten im Zusammenhang mit einer therapeutischen Maßnahme oder auch einer klinischen Prüfung verordneten Verhaltensweise durch den Patienten. Hierzu zählt beispielsweise die Einnahme der Medikamente nach Anweisung, das Einhalten von Diätmaßnahmen oder das vorschriftsmäßige Anlegen und Tragen von Kompressionsstrümpfen. Unter Arzt-Compliance versteht man das Befolgen methodischer Anweisungen innerhalb klinischer Prüfungen, beispielsweise das Einhalten der Ein- und Ausschlusskriterien oder die Umsetzung des Randomisierungsverfahrens.

CONCEALMENT OF ALLOCATION

Zuteilungsprozess der Patienten auf die Untersuchungsgruppen einer randomisierten Studie, bei dem der untersuchende und behandelnde Arzt und die die Zuteilung vornehmende Person nicht identisch sind. Im Allgemeinen werden bei diesem Vorgehen die Klinikapotheken oder das ansässige Institut für Biometrie und medizinische Informatik mit der Zuordnung der Patienten anhand verdeckter, Computer generierter Listen betraut. Damit sollen subjektive Einflüsse bei der Randomisierung verhindert werden.

CONFOUNDER

Unter Confounder (Störfaktor) versteht man Faktoren, die zusammen mit anderen Faktoren die Ursache für einen beobachteten Zusammenhang darstellen. Werden beispielsweise die kausalen Zusammenhänge, die zur Entstehung des Speiseröhrenkarzinoms führen, untersucht, müssen die Risikofaktoren Alkohol und Nikotin zusammen betrachtet werden. Das heißt, die Frage nach dem Alkoholkonsum allein ist beispielsweise nicht ausreichend, um ein Attributivrisiko für Speiseröhrenkarzinom zu berechnen. Darüber hinaus muss berücksichtigt werden, dass auch Alkoholkonsum und Rauchen nicht unabhängig voneinander sind. Raucher konsumieren mehr Alkohol als Nichtraucher. Die Vermengung von Risikofaktoren wirft die Frage auf, welchen Anteil jeder einzelne Risikofaktor an der Krankheitsentstehung hat. Würde man bei einer epidemiologischen

Untersuchung lediglich einen Risikofaktor berücksichtigen, können die Studienergebnisse aufgrund ungleicher Verteilung des Störfaktors in den verschiedenen Untersuchungsgruppen verfälscht werden. Bekannte Störgrößen können zu Beginn einer Untersuchung entsprechend berücksichtigt werden. Unbekannte Störgrößen können ein Studienergebnis verfälschen.

Von Confoundingbias spricht man, wenn in einer Untersuchung die Möglichkeit der Einflussnahme von Störfaktoren auf das Endergebnis nicht ausreichend berücksichtigt wurde. Beispielsweise müssen bei einer klinischen Untersuchung zur Häufigkeit eines Magen- und Duodenalulzera unter Glucocorticoid-Behandlung die Möglichkeit der zusätzlichen Einnahme von Nicht-Steroidalen-Antirheumatika berücksichtigt werden [18].

DROP-OUT

Unter Drop-outs (Verlust) versteht man die Patienten, die während einer Studie durch Tod, Umzug, Besserung des Krankheitsbildes, nicht tolerierbare Nebenwirkungen verlustig gehen und einer weiteren Datenerhebung daher nicht mehr zur Verfügung stehen. Dieser Verlust wir bereits zu Studienbeginn in der (⇨) Fallzahlberechnung berücksichtigt. Nach Studienende müssen diese Patienten in die Ergebnisanalyse einbezogen werden, um valide Aussagen zu erhalten (siehe Intention-to-treat, Per-Protocol-Analyse, Kap. 9.8) [1].

DRUG CONSUMPTION

Verbrauch von Arzneimitteln in einer Gesellschaft unter Berücksichtigung der damit verbundenen medizinischen, sozialen und ökonomischen Konsequenzen. Für die Bundesrepublik Deutschland werden Untersuchungen zum Arzneimittelverbrauch der gesetzlich Krankenversicherten in einem kooperativen Projekt, dem GKV-Arzneimittelindex, vorgenommen. Projektträger sind die Bundesverbände aller gesetzlichen Krankenkassen, die Kassenärztliche Bundesvereinigung, das Zentralinstitut der kassenärztlichen Versorgung in der Bundesrepublik Deutschland und die Bundesvereinigung Deutscher Apothekerverbände.

EFFICACY

Bewertung der Wirkungen eines Arzneimittels auf einen oder mehrere für eine bestimmte Indikation als klinisch aussagekräftig anerkannte Zielparameter im Vergleich zu einer Kontrollbehandlung (Placebo bzw. Standardtherapie) und Bewertung des Ausmaßes, mit dem diese erreicht wurde. Die efficacy wird unter Idealbedingungen innerhalb einer klinischen Studie für einen bestimmten Zielparameter und eine bestimmte Indikation erhoben. Eine Aussage über die Wirksamkeit eines Arzneimittels kann demnach nur für dieses bestimmte Anwendungsgebiet oder für diesen bestimmten Zielparameter getroffen werden. Als Goldstandard für die Ermittlung der efficacy gilt die randomisierte kontrollierte Studie [12].

EFFECTIVENESS

Übertragung der experimentellen Ergebnisse aus klinischen Studien in den praktischen Alltag ohne Bewertung der Zielparameter. Die unter Idealbedingungen erbrachten Ergebnisse klinischer Studien (▷ efficacy) sind in der therapeutischen Praxis meist nicht im beschriebenen Ausmaß zu reproduzieren [12].

EFFIZIENZ

Von einer effizienten medizinischen Leistung wird gesprochen, wenn sie medizinisch erfolgreich ist, zu den geringst möglichen Kosten erbracht werden kann und dergestalt von einem Patienten gewünscht wird, dass er bereit wäre, die Kosten dafür zu übernehmen [12].

FALLZAHL

Die mittels statistischer Methoden zusammen mit epidemiologischen (▷ Inzidenz, ▷ Prävalenz) und physiologischen Parametern (angestrebte Veränderung des Zielparameters, z. B. die Änderung des Cholesterinspiegels unter HMG-CoA-Reduktasehemmern, oder Veränderung des Unterschenkelvolumens unter Therapie mit Rosskastanienextrakten) ermittelte Zahl von Patienten, die insgesamt in eine Studie aufgenommen werden sollten, um die Zielvariable mit einer vorher festgelegten Sicherheit bestätigen zu können. In der Patientenfallzahl, die vor Studienbeginn festgelegt werden muss, werden die während einer Studie auftretenden Verluste von Patienten (▷ drop-out) berücksichtigt [20].

FERTIGARZNEIMITTEL

Fertigarzneimittel sind Arzneimittel, die im voraus hergestellt und in einer zur Abgabe an den Verbraucher bestimmten Packung in den Verkehr gebracht werden [5].

GRUNDGESAMTHEIT

Die Grundgesamtheit ist diejenige Population, über die mit Hilfe einer repräsentativen, zufällig gezogenen Stichprobe eine Aussage gemacht werden soll. In der medizinischen Statistik wird das Ergebnis einer Stichprobenziehung aufgrund ihrer zeitlichen und räumlichen Begrenzung auf eine größere „Aussagen-Gesamtheit" verallgemeinert. Beispielsweise werden die Ergebnisse klinischer Studien unabhängig vom Lebensort und unabhängig vom Zeitpunkt der Betrachtung auf alle Personen angewendet, die dem Studienkollektiv vergleichbar sind [20].

HISTORISCHE KONTROLLE

Prospektiv gewonnene Ergebnisse einer Verumbehandlung werden nicht mit parallel beobachteten Kontrollergebnissen verglichen, sondern mit Daten, die aus einer früheren Erhebung stammen. Bei diesem Vorgehen sind die möglichen Störeinflüsse, wie unterschiedliche Zusammensetzung der Vergleichs- und Kontrollgruppe, veränderte Lebensführung zwischen Heute und Damals, veränderte Möglichkeiten zur Begleittherapie, unterschiedliche Regionen der Erhebung etc. nicht kontrollierbar. Nach den bisherigen Untersuchungen scheint der Vergleich mit historischen Daten für die zu untersuchende Behandlung gegenüber einem kontrollierten prospektiven Studienansatz immer günstiger auszufallen [17].

INZIDENZ

Epidemiologisches Maß zur Charakterisierung eines Krankheitsgeschehens in einer Population. Die Inzidenz beziffert die Häufigkeit des Neuauftretens einer bestimmten Krankheit innerhalb eines bestimmten Zeitraumes.

KONSENSUSPAPIER

Papier, das einen informellen oder einen formellen Einigungsprozess zu divergierenden Meinungen hinsichtlich medizinischer Verfahren wiedergibt, wie beispielsweise die Erarbeitung eines therapeutischen Stufenplans mit Empfehlungscharakter oder die Klärung der Angemessenheit eines Verfahrens für verschiedene Indikationen. Derzeit fehlen bei den meisten Konsensuskonferenzen jedoch qualitätskontrollierende Maßnahmen. Vielmehr handelt es sich um eine Meinungsschau der unterschiedlichen Lehrmeinungen, bei der sich die Meinung mit den meisten Anhängern durchsetzen kann. Daher fordern Vertreter der Evidenz-basierten Medizin einen Rückgriff auf systematische Übersichtsarbeiten (siehe Kap. 7.3.2) bei der Konsensermittlung [12].

LEITLINIEN

Leitlinien sind Feststellungen, die den Einsatz therapeutischer Maßnahmen innerhalb einer Organisationseinheit, sprich innerhalb einer Krankenhausstation oder innerhalb eines Fachgebietes, näher definieren sollen. Derzeit entsprechen die wenigsten der vorhandenen Leitlinien einem wissenschaftlichen Ansatz. Nach den Vorstellungen der Vertreter der Evidenz-basierten Medizin sollten klinische und Praxis-Leitlinien

- Systematisch entwickelte Entscheidungshilfen über die angemessene ärztliche Vorgehensweise bei speziellen gesundheitlichen Problemen sein
- Ein nach einem definierten, transparent gemachten Vorgehen erzielter Konsens mehrerer Experten aus unterschiedlichen Fachrichtungen und Arbeitsgruppen (ggf. unter Berücksichtigung von Patienten) sein

- Wissenschaftlich begründete und praxisorientierte Handlungsempfehlungen sein
- Orientierungshilfen sein im Sinne von Handlungs- und Entscheidungskorridoren, von denen in begründeten Fällen abgewichen werden kann
- Regelmäßig auf ihre Aktualität überprüft und fortgeschrieben werden.

Der konsequente Einsatz dieser Leitlinien lässt eine Verbesserung der therapeutischen Qualität und des therapeutischen Ergebnisses erwarten. Seit 1997 werden in einer Kooperation zwischen Bundesärztekammer, KBV, der Deutschen Krankenhausgesellschaft, der gesetzlichen Krankenversicherungen und der Ärztlichen Zentralstelle Qualitätssicherung (ÄZQ) die vorhandenen Leitlinien anhand vorher festgelegter wissenschaftlicher Kriterien überprüft und bewertet. Informationen hierzu findet man auf der Internetseite der ÄZQ (siehe Kap. 12) [12].

MORTALITÄT

Sterblichkeit

MORBIDITÄT

Krankheitshäufigkeit innerhalb einer Population. Messzahlen für Morbidität sind (⇨) Prävalenz und (⇨) Inzidenz.

NEBENWIRKUNG

siehe unerwünschte Wirkung

NUTZEN, THERAPEUTISCHER

Der therapeutische Nutzen bemisst sich bei akutem Krankheitsgeschehen (z. B. Infektionen) nach dem Grad der Heilung. Bei chronischem Krankheitsgeschehen (z. B. Hypertonie, Diabetes, Rheuma) ist maßgebend, ob der Patient durch die Behandlung ein längeres oder besseres Leben führen kann (Verringerung der ⇨ Mortalität, Verbesserung der Lebensqualität).

OUTCOME

Outcomes (Endpunkte) sind die durch eine medizinische Maßnahme induzierte Veränderung des Gesundheitszustandes eines Patienten. Die Empfehlung, eine Maßnahme sinnvollerweise anzuwenden oder besser zu unterlassen, sollte sich vermehrt nach patientenorientierten Outcomes ausrichten. So spielt für die Bewertung der Wirksamkeit eines Antidementivums bei altersdementen Patienten die Verbesserung der Fähigkeiten, Dinge des alltäglichen Lebens weiter alleine verrichten zu können, sprich eine Verbesserung der Lebensqualität solcher Patienten und deren Angehörigen, eine weitaus größere Rolle, als beispielsweise die Anzahl der wieder erinnerten Worte.

PLACEBO

Gabe eines Arzneimittels ohne pharmakodynamisch wirksame Substanzen, das sich weder in Form, Farbe, Konsistenz, Geschmack noch Geruch vom Verum unterscheiden lässt. Der Anteil des so genannten Placeboeffekts am Behandlungserfolg einer Arzneitherapie kann beträchtlich sein, je nach Konstitution des Patienten, zugrundeliegender Erkrankung und Ausstrahlung des behandelnden Arztes. Durch ein Placebo können sowohl Besserung, bisweilen auch Heilung aber auch (⇨) unerwünschte Wirkungen provoziert werden [3,16].

Die Herstellung eines Placebos erfordert einiges an handwerklichem Geschick. So muss damit gerechnet werden, dass die Teilnehmer an einer klinischen Studie versuchen werden, das Geheimnis um ihre Behandlung zu lüften: Kapseln können geöffnet werden und die Füllung kann gekostet werden (Farbe, Konsistenz, Geschmack). Ein Dragee kann durchbissen werden, um Farbe und Geschmack mit einem anderen Dragee zu vergleichen. Die physikalischen Eigenschaften einer Tablette können ermittelt und mit einer anderen Applikation verglichen werden (Schwimmt sie in Wasser? Löst sie sich auf?). Lösungen müssen gleich bitter, süßlich, scharf etc. schmecken. Dies ist insbesondere bei der Prüfung pflanzlicher Zubereitungen zu beachten. Pulver dürfen nicht kristallin sein, wenn das Verum pudrig ist etc. [9].

Ob es sich um eine placebokontrollierte Studie handelt oder nicht, kann ein Leser nur entscheiden, wenn im Studienbericht die Methodik transparent beschrieben wurde. Immich merkt gerade hierzu an: „...In der Allopathie sind Beschreibungen des Plazebos offensichtlich außer Mode gekommen. Man weiß nicht, worüber man sich mehr erregen soll: Über die Arroganz der Autoren, über die fehlende Transparenz der Veröffentlichungen oder über die Nachsicht der Schriftleitungen und Zulassungsbehörden" [8].

POPULATION

Zielpopulation sind die Patienten oder Personen, die unter dem Einfluss eines Risikofaktors stehen bzw. an einer bestimmten Erkrankung leiden. Auch (⇨) Grundgesamtheit. Als Untersuchungs-, Studien- oder Stichprobenpopulation werden nur die Patienten oder Personen bezeichnet, die tatsächlich in die klinische Untersuchung aufgenommen wurden.

PRÄVALENZ

Epidemiologisches Maß zur Charakterisierung eines Krankheitsgeschehen in einer Population, welches die Häufigkeit einer bestimmten Krankheit zu einem bestimmten Zeitpunkt (Punktprävalenz) oder einer bestimmten Zeitperiode (Periodenprävalenz) spezifiziert.

QUALITÄT

Beschaffenheit eines Arzneimittels, die nach Identität, Gehalt, Reinheit, sonstigen chemischen, physikalischen, biologischen Eigenschaften oder durch das Herstellungsverfahren bestimmt wird.

QUASI-RANDOMISIERUNG

Unter Quasi-Randomisierung versteht man eine Zuteilung der Patienten, die eine oder sogar beide wichtigen Voraussetzungen für eine zufällige Verteilung nicht erfüllen. Diese Voraussetzungen sind

- die Unvorhersagbarkeit einer Zuteilungsentscheidung und
- die Unabhängigkeit der Zuteilungsentscheidung von den vorangegangenen und von den folgenden Ereignissen.

Eine nur scheinbar zufällige Zuteilung der Untersuchungspersonen in die verschiedenen Behandlungsgruppen ist beispielsweise die Zuteilung nach ungerader oder gerader Endziffer des individuellen Geburtsjahres oder des Anamnesebogens. Eine Zuteilung aufgrund der Reihenfolge, mit der sie in die Studie aufgenommen wurden (der erste Patient bekommt Behandlung A, der zweite Patient Behandlung B, der dritte Patient wieder Behandlung A) oder eine Zuteilung aufgrund des Wochentages (Aufnahme montags Behandlung A, Aufnahme dienstags Behandlung B, Aufnahme mittwochs Behandlung A etc.) oder der Wochenzahl im Jahr (gerade Zahl immer Behandlung A, ungerade Zahl immer Behandlung B) sind deterministische (vorher festgelegte) Zuteilungsverfahren, bei denen die Zuteilungsentscheidung weder unabhängig noch unvorhersagbar ist.

Sowohl die deterministischen als auch die scheinbar zufälligen Zuteilungen sind offen für Manipulationen. Wird beispielsweise im Falle einer doppelblinden Untersuchung (⇨ Verblindung) allein durch einen Umstand, beispielsweise eine deutliche Nebenwirkung, die für eines der beiden Verfahren wohlbekannt ist, die Behandlungsart für einen einzelnen Patienten entschlüsselt, ist bei einer deterministischen Zuteilung der Patienten zu den Behandlungsgruppen die Behandlungsart für alle Patienten bekannt und die Studie nicht mehr verblindet. Oder wird bei offenen Studien wie beispielsweise Untersuchungen, die die Vorteile chirurgischer Maßnahmen im Vergleich zur konservativen (Arzneimittel)Therapie erhellen sollen, die Randomisierungsliste nicht geheim gehalten oder wurde ein deterministisches Zuteilungsverfahren gewählt, so weiß der behandelnde Arzt bereits vor Einschluss eines Patienten in die Untersuchung, welches Verfahren bei ihm angewendet werden soll. In diesem Fall obliegt es dem behandelnden Arzt, einen weniger geeignet erscheinenden Patienten (beispielsweise einen Patienten mit besonders schwerem Krankheitsverlauf) nicht in die Verumgruppe aufzunehmen und somit eine Selektion zugunsten der zu untersuchenden Maßnahme vor der Randomisierung durchzuführen. Ein solches Vorgehen führt zwangsläufig zu einem Ungleichgewicht in den Behandlungsgruppen, welches gerade durch die Randomisierung vermieden werden sollte. Zuteilungen, die in einer der oben beschriebenen Weisen entstanden sind, werden nicht als valide Randomisierungsverfahren akzeptiert. Ergebnisse aus solchen Untersuchungen müssen entsprechend auf die Validität der Zuteilung und der damit verbundenen sytematischen Fehler (⇨ Bias) bewertet werden [17].

RANDOMISIERUNG

Die Randomisierung der Patienten ist die zufallsbedingte Verteilung der in die Studie eingeschlossenen Patienten auf Kontroll- und Verumgruppe. Ziel ist es, aus der gesamten Gruppe der Untersuchungspersonen zwei strukturell gleichwertige Teilgruppen zu generieren, die sich in ihren Eigenschaften nicht voneinander unterscheiden und so zu Beginn einer Studie die gleiche Prognose besitzen.

Die zufallsbedingte Zuteilung der Patienten zu den einzelnen Gruppen ist die einzige Methode, mit der auch unbekannte Störfaktoren wie Erbanlagen, Dispositionen etc. im Mittel gleichmäßig auf beide Untersuchungsgruppen verteilt werden können. Dabei müssen beim Auswahlprozess die Eigenschaften der Patienten unbeachtet bleiben. Vielmehr werden so genannte Zufallstafeln oder eine vom Computer generierte Verteilungsfolge für die Aufteilung der Untersuchungspersonen benutzt. Um eine wertende Aussage zur (siehe Kap. 4.1) Strukturgleichheit der Behandlungsgruppen machen zu können, muss sowohl die Form als auch die Durchführung der Randomisierung in dem Bericht einer klinischen Studie angegeben sein.

Das Randomisierungsprozedere ähnelt einer Zuteilung der Untersuchungspersonen in eine der Behandlungsgruppen mit Hilfe eines Würfels oder einer Münze. D.h. mit Erfüllung der Einschlusskriterien für eine Untersuchung wird bei jedem Patienten sozusagen eine Münze geworfen. Diese Zufallsentscheidung legt fest, welcher Gruppe der Patient zugeteilt wird.

Für eine Randomisierung, die nicht im Lauf der Studie aufgedeckt werden soll, müssen folgende Kriterien beachtet werden.

- Jede Zuordnung ist unabhängig von den Ergebnissen der vorangegangenen und der nachfolgenden Zuordnung
- Aus dem Ergebnis einer aktuellen Zuordnung ist das Ergebnis der nachfolgenden Zuordnung nicht vorhersagbar.

Wird eine Randomsierungsliste erstellt, muss diese geheim gehalten werden. Ist dies nicht der Fall, so kann die Randomisierung von den Personen, die für die Zuteilung der Patienten in Verum- oder Placebogruppe zuständig sind, gewollt oder aber auch ungewollt beeinflusst werden.
In diesem Zusammenhang wurde ein neuer Begriff geprägt: (↪) concealment of allocation (Geheime Zuteilung). Dies erfordert neben der Randomisierung der Patienten in die verschiedenen Behandlungsgruppen eine Trennung zwischen den Personen, die die Randomisierung vornehmen und den Personen, die die Behandlung durchführen.

Ob eine Randomisierung funktioniert hat, kann mit folgenden Fragen erhellt werden:

Wer hat randomisiert?
Zu fordern ist: Möglichst eine Institution, die die Zuteilung unabhängig von den Ärzten vornimmt, die die Anamnese durchführen bzw. die Behandlung vornehmen.

Wie ist randomisiert worden?
Zu fordern ist: Die Zuteilung der Untersuchungspersonen auf die einzelnen Behandlungsgruppen sollte wirklich zufällig erfolgt sein (▷ Quasirandomisierung).

Wann ist randomisiert worden?
Zu fordern ist: Die Zuteilung sollte zu einem möglichst frühen Zeitpunkt stattfinden, um auch eine ungewollte Einflussnahme durch weitergehende Kenntnisse über das Patientenkollektiv zu vermeiden.

Hat die Randomisierung nachprüfbar funktioniert?
Zu fordern ist: Die Überprüfung kann nach erfolgter Randomisierung anhand zugänglicher patientenspezifischer Parameter wie Geschlecht, Alter, Blutdruck, Blutfette etc. erfolgen. Diese sollten in beiden Behandlungsgruppen gleich verteilt sein.

Die Randomisierung der Patienten zu den Untersuchungsgruppen ist mittlerweile als Goldstandard bei der Durchführung experimenteller Therapiestudien anerkannt und wird als ein wichtiger Garant für die Validität der beobachteten Ergebnisse gefordert. Wird keine Randomisierung durchgeführt, muss dies in jedem Fall plausibel erklärt werden. Denkbar ist dies allerdings nur für wenige Untersuchungsansätze, beispielsweise wird die Behandlung A nur in einer Klinik X und die Behandlung B nur in einer Klinik Y durchgeführt [17].

RANDOMISIERUNG, BLOCKWEISE; BLOCKRANDOMISIERUNG

Die Beschreibung des Randomisierungsverfahrens macht deutlich, dass bei kleinen Patientengruppen (beispielsweise ein Gesamtkollektiv von 20) nicht in jedem Fall damit gerechnet werden kann, dass durch Münzwurf oder einem dem Münzwurf vergleichbaren Verfahren die Patienten tatsächlich gleichmäßig auf die Behandlungsgruppen verteilt werden. Je kleiner die Behandlungsgruppen sind, die durch eine zufällige Zuteilung generiert werden sollen, desto geringer ist die Wahrscheinlichkeit, dass die entstehenden Gruppen einander in Größe und Charakteristik vergleichbar sind.

Um eine zufällige Zuteilung auch für kleinere Patientenkollektive zu ermöglichen, besteht die Möglichkeit, das Studienkollektiv in mehrere Blöcke einzuteilen, innerhalb derer dann die Randomisierung in zwei gleich großen Teilgruppen für Kontroll- und Vergleichsbehandlung vorgenommen wird (siehe Tab. 11.1). Da bei dieser Art der Randomisierung nicht in jedem Fall die Zuordnung von den Ergebnissen der vorangegangenen und der nachfolgenden Zuordnung unabhängig ist und in manchen Fällen aus dem Ergebnis einer aktuellen Zuordnung das Ergebnis der nachfolgenden Zuordnung vorhersagbar ist, darf den Prüfärzten in keinem Fall die Blockgröße bekannt sein. Häufig benutzte Blockgrößen liegen zwischen 6 und 12 Patienten [17].

Tab. 11.1 Randomisierung und blockweise Randomisierung (Behandlung A: Verum, Behandlung B: Placebo)

Patientennummer	Randomisierung	Blockrandomisierung (4 Blöcke á 6 Patienten)	
1	A	A	
2	A	A	
3	B	B	
4	A	A	
5	A	B	
6	A	B	A und B ausgewogen (je 3 Patienten)
7	B	B	
8	B	B	
9	A	A	
10	B	B	
11	A	A	
12	B	A	A und B ausgewogen (je 6 Patienten)
13	A	A	
14	A	B	
15	A	A	
16	B	B	
17	A	B	
18	A	A	A und B ausgewogen (je 9 Patienten)
19	B	B	
20	A	A	
21	A	A	
22	A	A	
23	A	B	
24	A	B	
	A und B nicht ausgewogen Gruppe A: 17 Patienten Gruppe B: 7 Patienten	A und B ausgewogen Gruppe A: 12 Patienten Gruppe B: 12 Patienten	

SCHEINASSOZIATION

Unter Scheinassoziation versteht man Variablen, die nicht auf die Zielvariable wirken, aber dennoch in irgendeiner Weise mit den Einflussvariablen zusammenhängen. Vereinfachtes Beispiel hierfür sei eine Untersuchung darüber, ob Hausarbeit die Lebenserwartung erhöht. Mit Sicherheit würde in einer umfassenden Untersuchung eine positive Korrelation dieser beiden Variablen nachgewiesen werden können. Diese wäre jedoch nicht kausal bedingt, sondern ergibt sich vielmehr durch die Variable Geschlecht scheinbar. Frauen verrichten im Vergleich zu Männern mehr Hausarbeit und haben eine im Vergleich zu den Männern höhere Lebenserwartung. Die scheinbare Verknüpfung Hausarbeit und erhöhte Lebenserwartung ergibt sich demnach nur, wenn man den eigentlichen kausalen Faktor, das Geschlecht, nicht berücksichtigt.

Solcherart Beispiele finden sich auch in der klinischen Literatur: Im Gegensatz zu dem in einer Untersuchung dargestellten Zusammenhang zwischen einem Ereignis (Brustkrebs) und einer Exposition (Reserpineinnahme) stellte sich nach inhaltlicher Analyse der Ergebnisse heraus, dass der zunächst vermutete kausale Zusammenhang bedingt durch die Variable „Alter" eine Scheinschlussfolgerung war: Da ältere Patientinnen häufiger Reserpin einnehmen und auch das Auftreten eines Mammakarzinoms mit steigendem Alter zunimmt, wurde aufgrund der Parallelentwicklung ein Zusammenhang zwischen Reserpineinnahme und steigendem Risiko eines Mammakarzinoms konstruiert. Zur Überprüfung eines Zusammenhangs zwischen Exposition und Ereignis kann in diesem Fall eine Einteilung der Patientengruppe in zwei Altersgruppen vorgenommen werden. Sowohl in der Gruppe jüngerer Patientinnen als auch in der Gruppe der älteren Patientinnen müssten in Abhängigkeit von der Reserpineinnahme häufiger Mammakarzinome beobachtet werden, um einen kausalen Zusammenhang zu erhalten. Tatsächlich bestand aber zwischen den Patientinnen mit Reserpin und denen ohne Reserpin innerhalb der beiden Altersgruppen kein Unterschied hinsichtlich des Brustkrebsrisikos [18].

SURROGAT-MARKER

Als Surrogat-Marker werden Zielgrößen bezeichnet, die als Ersatz für patientenrelevante Zielgrößen wie Morbidität und Mortalität in Studien Verwendung finden und mit deren Hilfe man eine Assoziation zu dem gewünschten Ereignis (in den meisten Fällen: Reduktion von Mortalität/ Morbidität) herstellen will. Sie zeichnen sich dadurch aus, dass sie relativ schnell und einfach gemessen werden können. Allerdings ist zum Zeitpunkt ihrer Verwendung die klinische Relevanz solcher Surrogat-Marker meist noch nicht geklärt. Dementsprechend schlecht ist die klinische Relevanz von Studienergebnissen einzuschätzen, die mit Hilfe von Surrogat-Markern erhoben wurden. Eine abschließende Bewertung wird erst mit den Ergebnissen aus gut designten Langzeitstudien mit dem aussagekräftigen Zielparameter Senkung der Mortalität oder Morbidität möglich. Beispielsweise werden antivirale Stoffe mangels Alternativen zur Behandlung der HIV-Infektion bereits zu einem frühen Zeitpunkt zugelassen. Die Beeinflussung klinisch relevanter Endpunkte wie die Überlebensrate HIV-positiver Patienten wird erst in den nachfolgend durchgeführten klinischen Studien untersucht. Beispiele für Surrogat-Marker, die als primäre Zielgrößen in der klinischen Literatur zwar Verwendung fanden, jedoch für die Bewertung des therapeutischen Nutzens der Therapie nicht aussagekräftig genug waren, sind

- Senkung des Serumcholesterinspiegels zur Bewertung der Primärprävention der KHK durch Einsatz von Fibraten. Das Surrogatergebnis zeigte gegenüber der Kontrollgruppe eine Senkung des Serumcholesterinspiegels um 9 %. Die Beurteilung der klinisch-relevanten Endpunkte war dagegen weniger einheitlich: Die Inzidenz von ischämischen Herzerkrankungen verringerte sich unter Fibratbehandlung zwar um 20 %, dagegen stieg gleichzeitig die Gesamtmortalität um mehr als 40 % an.
- Erhöhung der Knochendichte zur Verminderung der Osteoporose bedingten Frakturen durch die Behandlung mit Natriumfluorid plus Calcium. Hier nahm zwar die Knochendichte (Surrogat-Marker) um mehr als 30 % zu, aber auch die Anzahl der Extravertrebralfrakturen als klinisch relevanter Endpunkt stieg exorbitant um 320 %.

- Supprimierung von bestimmten Herzarrhythmien durch Antiarrhythmika der Klasse IC wie Flecainid zur Verminderung des plötzlichen Herztodes nach Herzinfarkt. Nach den Ergebnissen der CAST-Studie werden zwar ventrikuläre Extrasystolen unter Antiarrhythmika-Therapie erfolgreich supprimiert (Surrogat-Marker), allerdings sterben unter der Behandlung im Vergleich zur Placebotherapie signifikant mehr Patienten (Mortalität als klinisch relevanter Endpunkt) [10,11,13].

Derzeit fehlen zur Beurteilung möglicher Risiken bzw. des Benefits einer Estrogensubstitution im Klimakterium Ergebnisse aus kontrollierten randomisierten Untersuchungen, die die zwar naheliegende aber keinesfalls klinisch nachgewiesene mögliche primäre Prävention von Herz-Kreislauferkrankungen oder gar Alzheimer-Erkrankungen anhand klinisch relevanter Zielparameter überprüfen. Zumindest scheint eine Estrogengabe bei Frauen mit vorbestehenden Herz-Kreislauf-Erkrankungen keinen therapeutischen Nutzen zu zeigen (sekundäre Prävention). In einer randomisierten Untersuchung an mehr als 2 700 Frauen mit bestehender koronarer Herzkrankheit konnten unter Estrogensubstitutionsbehandlung keine Unterschiede in den primären (nicht tödlicher Myokardinfarkt oder Tod) und den sekundären Zielkriterien (Schlaganfall oder TIA, periphere arterielle Durchblutungsstörungen, koronare Revaskularisation etc.) im Vergleich zur Placebobehandlung gefunden werden [7]. Vor allem vor dem Hintergrund des Verdachts eines unter Gestagen-Estrogen-Kombinationstherapie um 40 Prozent erhöhten relativen Brustkrebsrisikos wiegt das Fehlen kontrollierter Untersuchungen doppelt schwer [14]. Immerhin wird von zahlreichen Experten die generelle Behandlung möglichst aller Frauen in der Post-Menopause zur Prävention der Arteriosklerose gefordert. 1998 wurden 975 Millionen Tagesdosen zu Lasten der GKV verschrieben, Tendenz steigend [15]. Insgesamt gibt es zwei Gründe, warum die klinische Bewertung einer therapeutischen Maßnahme allein anhand von Surrogat-Markern in die Irre führen kann:

1. Der Surrogat-Marker ist nur einer von vielen Faktoren, die den klinischen Verlauf einer Erkrankung beeinflussen. Die anderen Faktoren werden möglicherweise durch die therapeutische Maßnahme nicht beeinflusst, der Krankheitsverlauf und damit die klinisch relevanten Endpunkte nicht oder nur marginal verbessert.
2. Die therapeutische Maßnahme beeinflusst zwar den Surrogat-Marker positiv, besitzt aber daneben noch andere Wirkeigenschaften die insgesamt den Krankheitsverlauf verschlechtern und damit die klinisch relevanten Endpunkte verschlechtern. **Vorsicht also!**

TRANSPARENZ

Lückenlose Darstellung der Studienplanung, der Studiendurchführung, der Studienergebnisse und der Analyse, Auswertung und Deutung dieser Ergebnisse. Erst die transparente Darstellung aller Studieninformationen ermöglicht die fundierte Bewertung einer klinischen Studie.

UNBEDENKLICHKEIT

Beinhaltet die Bewertung des Risiko-Nutzen-Verhältnisses bei Anwendung eines Arzneimittels für eine bestimmte Indikation. Mit dem Risiko ist die Häufigkeit und der Schweregrad (⮕) unerwünschter Wirkungen eines Arzneimittels gemeint. Nutzen ist der (⇨) therapeutische Nutzen. Das Abwägen der Vertretbarkeit und Angemessenheit einer bestimmten Behandlung ergibt eine Aussage zur Bedenklichkeit bzw. Unbedenklichkeit eines Arzneimittels.

UNERWÜNSCHTE WIRKUNG

Sind die beim bestimmungsgemäßen Gebrauch eines Arzneimittels auftretenden unerwünschten Begleiterscheinungen (Nebenwirkungen) oder die neben der bzw. den erwünschten Hauptwirkungen eines Arzneimittels auftretenden Wirkungen, die eine kontinuierliche Beobachtung des Therapieverlaufes erfordern und unter Umständen zum Abbruch der Therapie führen können [6]. Häufige UAWs sind unerwünschte Wirkungen mit einer Häufigkeit von mehr als 10%, seltene (Nebenwirkungen) sind unerwünschte Wirkungen (UAWs) mit einer Häufigkeit von weniger als 1%. Im Bereich von 1–10% werden die unerwünschten Wirkungen als gelegentlich bezeichnet.

VALIDITÄT, EXTERNE

Eine Studie ist extern valide, wenn ihr Ergebnis auf die Gesamtheit aller Patienten außerhalb der Studie übertragen werden kann, die dem Studienkollektiv vergleichbar sind (Generalisierbarkeit).

VALIDITÄT, INTERNE

Eine Studie ist intern valide, wenn Unterschiede im Zielparameter zwischen den Behandlungsgruppen (z.B. Abnahme des Blutdruck durch Betablocker) – bis auf Zufallsschwankungen – allein auf die unterschiedliche Behandlungsweise zurückzuführen ist. Das Studienergebnis ist nicht durch systematische (⇨ Bias) oder zufällige Fehler verzerrt. Interne Validität lässt sich am besten durch (⇨) Randomisierung und (⇨) concealment of allocation erreichen.

VERBLINDUNG

In kontrollierten klinischen Prüfungen, bei denen Patienten in einer Verumgruppe (zu prüfendes Arzneimittel) mit Patienten in einer Kontrollgruppe (Vergleichsmedikation oder (⇨) Placebo) hinsichtlich bestimmter Zielparameter verglichen werden, können die an der Studie beteiligten Personen „verblindet" werden. Die Studienteilnehmer (einfachblind) oder sowohl die Studienteilnehmer wie auch die behandelnden Ärzte (doppelblind) oder sowohl der Statistiker, der die Auswertung macht, wie auch die Studienteilnehmer und die behandelnden Ärzte (dreifachblind) wissen nicht, ob Verum oder Placebo bei einem bestimmten Patienten angewendet werden oder wurden. Mit dieser Massnahme wird die Möglichkeit ausgeschlossen, dass das Wissen um eine bestimmte Behandlung den Behandlungseffekt beim Patienten, das Verhalten des Arztes während der Behandlung sowie die Methodik des Statistikers beeinflusst wird. Dass bei Verzicht auf eine Verblindung diese Einflussnahme auf das klinische Ergebnis existiert, ist anhand vieler klinischer Beispiele belegt.

Auch bei komplexen Fragestellungen kann eine Studie mit Hilfe der so genannten Double-dummy-Technik doppelblind durchgeführt werden. Sollte beispielsweise die orale Estrogenersatztherapie mit der transdermalen Applikation von Estrogenen verglichen werden, werden den Patientinnen der Verumgruppe (transdermales System mit Estrogen) zusätzlich orale Placebos mit identischem Einnahmerhythmus wie in der Kontrollgruppe verabreicht und den Patientinnen der Kontrollgruppe (orale Estrogentherapie) wird zusätzlich ein Placebopflaster mit denselben Applikationsabständen wie in der Verumgruppe aufgeklebt. Es gibt allerdings auch denkbare klinische Fragestellungen, die eine Verblindung der Studienbeteiligten nicht ermöglicht. Hierzu zählt beispielsweise der Vergleich einer operativen Intervention mit einer innovativen Arzneimitteltherapie oder der Vergleich der minimal invasiven Chirurgie gegenüber der konservativen Chirugie. Um möglichst valide Studienergebnisse zu erhalten, wird in allen anderen Fällen die Verblindung von Arzt, Patienten und möglichst auch der Statistiker gefordert. In besonderem Maße gilt dies für klinische Studien mit so genannten subjektiven Zielgrößen wie die Bewertung des Schmerzes oder der Lebensqualität durch den Patienten oder die Bewertung des Therapieerfolges durch den Arzt. Aber auch die Erhebung von Laborwerten bedarf häufig einer Einschätzung und Interpretation der Ergebnisse, welche nicht unbeeinflusst von einer gewissen Erwartungshaltung gegenüber einer favorisierten therapeutischen Maßnahme vorgenommen werden kann. Selbst klinische Studien mit so genannten objektiven Zielgrößen wie beispielsweise Mortalität sollten, wenn irgend möglich, verblindet durchgeführt werden.

Muss dennoch aus zwingenden Gründen auf eine Verblindung der Studienteilnehmer und der Ärzte verzichtet werden, ist die Auswahl des „richtigen", d.h. subjektiv weniger beeinflussbaren Zielkriteriums von herausragender Bedeutung für die Validität der Studienergebnisse [19].

VERDECKTE ZUTEILUNG

(⇨ Concealment of Allocation)

WIRKUNG

Erwünschte positive Wirkung eines Arzneimittels auf einen klinischen Zielparameter.

WIRKSAMKEIT

(⇨ Efficacy)

ZUFÄLLIGE VERTEILUNG

(⇨ Randomisierung)

Literaturhinweise

[1] Cochrane Library: Glossary, Issue 1 2001. Oxford Update Software

[2] CPMP (Committee for Proprietary Medicinal Products): Working party on the efficacy of medicinal products. Note for guidance: Investigation of bioavailability and bioequivalence. The rules governing medicinal products in the European community 3 (1991), 149–167

[3] De Craen AJM, Moerman DE, Heisterkamp SH, Tytgat GNJ, Tijssen JGP, Kleijnen J, Placebos and placebo effect in medicine; J R Soc Med: 92 (1999), 511–515

[4] Gesetz über den Verkehr mit Arzneimitteln (AMG) in der Fassung des Gesetzes zur Neuordnung des Arzneimittelrechts vom 24.08.1976, zuletzt geändert durch das 8. Gesetz zur Änderung des Arzneimittelgesetzes vom 11.09.1998, veröffentlicht im Bundesgesetzblatt, § 2, Abs.1

[5] Gesetz über den Verkehr mit Arzneimitteln (AMG) in der Fassung des Gesetzes zur Neuordnung des Arzneimittelrechts vom 24.08.1976, zuletzt geändert durch das 8. Gesetz zur Änderung des Arzneimittelgesetzes vom 11.09.1998, veröffentlicht im Bundesgesetzblatt, § 4, Abs 1

[6] Gesetz über den Verkehr mit Arzneimitteln (AMG) in der Fassung des Gesetzes zur Neuordnung des Arzneimittelrechts vom 24.08.1976, zuletzt geändert durch das 8. Gesetz zur Änderung des Arzneimittelgesetzes vom 11.09.1998, veröffentlicht im Bundesgesetzblatt, § 4, Abs.3

[7] Hulley S, Grady D, Bush T, Furberg C, Herrington D, Riggs B et al.: Randomized trial of estrogen plus progestin for secondary prevention of coronary heart disease in postmenopausal women. Heart and Estrogen/progestin Replacement Study (HERS) Research Group; JAMA 280 (1998), 605–613

[8] Immich H: Wirrwarr ums Placebo. Internistische Praxis 39 (1999), 645–647

[9] Knipschild PG, Hoerr R, Oschmann R, van Rossum E, van Dongen MCJM: Optimization of placebos for double-blind clinical trials. Experience with a phytopharmaceutical Arzneim.-Forsch/Drug Res.48(II) (1998), 1033–1036

[10] Mühlhauser I, Berger M: Surrogat-Marker: Trugschlüsse, Deutsches Ärzteblatt 93 (1996), A3280–A3283

[11] Naccarelli GV, Dougherty AH, Jalal S, Shih HAT, Wolbrette D, Wiggins S, Gilman J: Cardiac arrhythmia suppression trial (CAST): Interpretation of the findings and effect on drug development and prescribing practices. Hosp Formul 27 (1992), 792–805

[12] Perleth M, Antes G: Evidenz-basierte Medizin, Wissenschaft im Praxisalltag, 2. Auflage, MMV Medien und Medizin Verlag München 1999, 101

[13] Rogers WJ, Epstein AE, Arciniegas JG, Dailey SM, Kay GN, Little RE et al.: Preliminary report: Effect of encainide and flecainide on mortality in a randomized trial of arrythmia suppression after myocardial infarction, NEJM 321 (1989), 406–412

[14] Schairer C, Lubin J, Troisi R, Sturgeon S, Brinton L, Hoover R: Menopausal estrogen and estrogen-progestin replacement therapy and breast cancer risk, JAMA 282 (2000), 485–491

[15] Schwabe U, Rabe T (1999) Sexualhormone in: Schwabe U, Paffrath D: Arzneiverordnungs-Report Springer Verlag Berlin, Heidelberg, New York 1999, 536–553

[16] Stiftung Warentest: Gesundheit in eigener Hand in: Die andere Medizin – Nutzen und Risiken sanfter Medizin, 2. Auflage Berlin 1992, 10–23

[17] Trampisch HJ, Windeler W: Vergleichsgruppen in der Medizin, Medizinische Statistik 2. Auflage, Springer Verlag Berlin, Heidelberg, New York 2000, 3–18

[18] Trampisch HJ, Windeler W: Planung medizinischer Forschung, Medizinische Statistik 2. Auflage, Springer Verlag Berlin, Heidelberg, New York 2000, 19–43

[19] Trampisch HJ, Windeler W: Arzneimittelprüfung in: Medizinische Statistik 2. Auflage, Springer Verlag Berlin, Heidelberg, New York 2000, 44–51

[20] Überla K, Rienhoff O, Victor N: Begriffsbestimmungen in: Medizinische Informatik und Statistik – Arzneimittelforschung nach der Zulassung, Springer Verlag Berlin, Heidelberg, New York 1991, 76–86

12. Literaturtipps

Das folgende Kapitel gibt Ihnen einen Überblick über Literaturstellen, mit deren Hilfe Sie sich mit neuer Literatur versorgen und sich zu neuen Themen und kritischen Studienbewertungen grundlegend informieren können. Darüber hinaus finden Sie in einigen der angegebenen Zeitschriften dezidierte Studienbewertungen unabhängiger Experten, anhand derer Sie das Interpretieren von Studienergebnissen nachvollziehen und üben können.

Das relative Übergewicht von Internetadressen soll Sie ein wenig animieren, sich mit diesem neuen Medium auseinanderzusetzen und erste Erfahrungen zu sammeln. Nicht nur die Literatursuche wird mit Hilfe des Internet vereinfacht, Sie erhalten jede gewünschte Information aktuell. Auch wer weiterhin so genannte „Hardcover-Versionen" bevorzugt: Buchempfehlungen in speziellen Fachgebieten finden sich auf den Internetseiten der führenden Fachzeitschriften. Viel Spaß bei der Suche.

12.1 PRINTMEDIEN

12.1.1 ZEITSCHRIFTEN/PERIODIKA

- **„tägliche praxis"**, Hans Marseille Verlag GmbH, Postfach 22 13 41 in 80503 München.
- **„internistische praxis"**, Hans Marseille Verlag GmbH, Postfach 22 13 41 in 80503 München.
Die Zeitschriften beinhalten ein Kapitel „Arzneimittel-, Therapie-Kritik", in dem klinische Studien kritisch bewertet werden, verbunden mit Tipps zur Auswertung und zum besseren Verständnis der Studienergebnisse. Darüber hinaus bieten diese Zeitschriften ein Forum für praxisrelevante Fragestellungen, die von Experten aus dem jeweiligen Fachgebiet beantwortet werden.
- **„Evidence-Based Medicine"** Englische Ausgabe, BMJ Publishing Group, bmjsubs@dial.pipex.com
Die Zeitschrift zitiert die Ergebnisse klinisch relevanter Studien und Reviews in Abstractform und liefert einen Kommentar von einem oder mehreren unabhängigen Gutachtern aus dem Fachgebiet des Artikels. Nähere Informationen auch unter
http://www.hiru.mcmaster.ca/ebmj/.
- **Arzneitelegramm**, A.T.I.Arzneimittelinformation Berlin GmbH;
http://www.arznei-telegramm.de.
- **Infomed-screen**, Infomed-Verlags AG; http://www.infomed.org.
- **Pharma-Kritik**, Infomed-Verlags AG; http://www.infomed.org.
- **Drug and Therapeutics Bulletin**, http://www.which.net/health/dtb/main.html.
- **Arzneimittelbrief**, Westkreuz-Verlag Berlin; http://www.der-arzneimittelbrief.de.
- **Zeitschrift für ärztliche Fortbildung und Qualitätssicherung**;
http://www.urban.de/journals/zaefq/.

Alle Zeitschriften sind werbungsfreie bzw. bis auf die Bewerbung medizinischer Fachliteratur nahezu werbungsfreie medizinische Periodika.

12.1.2 BÜCHER

Evidenz-basierte Medizin

- **Perleth M, Antes G (Hrsg.) (1999) Evidenz-basierte Medizin: Wissenschaft im Praxisalltag**
  2. aktualisierte Ausgabe, MMV Medizin Verlag, München
  Das Buch gibt eine anschauliche Einführung in die Evidenz-basierte Medizin und ihren Einsatz im Alltag.
- **Sackett DL, Richardson WS, Rosenberg W, Haynes RB (1996)**
  Evidenz-basierte Medizin EBM Umsetzung und –Vermittlung
  Deutsche Ausgabe von Kunz R, Fritsche L (1999)
  Bern, Wien, New York, Zuckschwerdt Verlag
  Das Buch ist ein Arbeitsbuch für den Umgang mit Evidenz-basierter Medizin. Es beschreibt, was Evidenz-basierte Medizin ist, wie man sie praktiziert und wie man sie vermittelt.

Statistik

- **Trampisch HJ, Windeler J (2000)**
  Medizinische Statistik, 2. Auflage
  Berlin, Heidelberg, New York, Springer Verlag
- **Weiß Christel (1999)**
  Basiswissen Medizinische Statistik
  Berlin, Heidelberg, New York, Springer Verlag

12.2 ELEKTRONISCHE MEDIEN (CD-ROM)

- **The Cochrane Library:** Update software Ltd. Summertown Pavilion, Middle Way, Oxford, UK ; Fon +44 1865 51 39 02, Fax +44 1865 51 69 18
  Datenbank der Cochrane Collaboration.
- **Best Evidence CD-Rom:** Update software BMJ Publishing Group BMA House, London UK; Fon 0171 383 62 70, Fax 0171 383 64 02
  Elektronisch verfügbare Form des ACP Journal Clubs and Evicence-based-Medicine.

12.3 INTERNETADRESSEN

12.3.1 VOLLTEXTSUCHMASCHINEN

Volltext-Suchmaschinen suchen das abgefragte Stichwort ohne Verknüpfung im gesamten Inhalt einer Web-Site. Unter Umständen sind daher die Ergebnisse ziemlich ungenau.
- Alta vista: http://www.altavista.com
- Excite: http://www.excite.com
- Fast Search: http://www.alltheweb.com

12.3.2 EVIDENZ-BASIERTE MEDIZIN

Die folgenden Adressen bieten einen Einblick in die bundesdeutschen Aktivitäten rund um die Evidenz-basierte Medizin.

- http://www.cochrane.de
  Informationen zur Cochrane Collaboration, Evidence-based Medicine, Termine und Veranstaltungen sowie Links zu relevanten Institutionen, Literaturhinweise zum Thema Evidence-based Medicine und Studienbewertung.
- http://www.acponline.org/journals/acpjc/jcmenu.htm
  ACP-Journal-Club online.
- http://www.ebm-netzwerk.de
  Homepage des Netzwerkes Evidenz-basierter Medizin Deutschland. Mit zahlreichen Links und Literaturhinweisen.
- http:// www.leitlinien.de
  Zentralstelle der deutschen Ärzteschaft zur Qualitätssicherung in der Medizin.
- http://www.epi.mh-hannover.de/hta.html
  Projekt Health Technology Assessment (HTA) in Deutschland (Hannover).

12.3.3 ZULASSUNGSBEHÖRDEN UND ANDERE BEHÖRDEN

Über diese Adressen können von der europäischen und der deutschen Zulassungsbehörde die öffentlich zugänglichen Unterlagen neu zugelassener Arzneistoffe abgefragt werden.

- http://www.eudra.org/emea.html
  Informationssystem über Handelspräparate und Wirkstoffe in englischer Sprache. Gepflegt wird der Datenbestand durch die europäische Zulassungsbehörde.
- http://www.bfarm.de
  Informationssystem über Zulassungsverfahren und aktuelle Bekanntmachungen im Bereich von Prüfung, Zulasssung und Nachbeobachtung in deutscher Sprache. Gepflegt wird das Informationssystem durch die zuständigen Zulassungsbehörden der Bundesrepublik Deutschland.
- http://www.who.ch
  Nützliche Informationen zur WHO. Links zu verschiedenen Einheiten der WHO.
- http://www.fda.gov/cder/da/da.htm
  FDA-Daten zu zugelassenen Arzneimitteln seit 1996.

12.3.4 ZEITSCHRIFTEN

Im Folgenden handelt es sich um die Internet-Seiten verschiedener englischsprachiger und deutschsprachiger Fachzeitschriften. Über diese Adressen können Sie sich einen Überblick über die aktuelle Zeitschrift verschaffen. Meist wird ein E-Mail-Service angeboten, über den Sie die regelmäßige Zusendung des Inhaltsverzeichnisses bzw. ein auf Ihr Fachgebiet zugeschnittenes Exzerpt aus diesem ordern können. In einigen Fällen finden Sie Links zur Volltext-Version.

- http://www.mjf.de
  Homepage für medizinische Zeitschriften online mit Links zu den Online-Versionen verschiedener Zeitschriften.
- http://www.nejm.org
  New England Journal of Medicine
- http://www.bmj.com
  British Medical Journal
- http://thelancet.com
  The Lancet
- http://www.medletter.com
  The Medical Letter
- http://www.arznei-telegramm.de
  Das Arzneitelegramm

12.3.5 LITERATURSUCHE

- http://www.ncbi.nlm.nih.gov/PubMed
  Kostenloser und schneller MEDLINE-Zugang.
- http://www.dimdi.de
  Homepage des Deutschen Instituts für Medizinische Dokumentation und Information. Ermöglicht Abfragen im gesamten Gebiet der Medizin durch Zugriff auf über 100 verschiedene Datenbanken mit 60 Millionen Informationseinheiten. Bei Abfragen werden gleichzeitig mehrere Datenbanken überprüft. Allerdings leider kostenpflichtig. Darüber hinaus gibt es die Möglichkeit über den Einstiegspunkt „Evaluation", Informationen zu dem in Deutschland laufenden Health Technology Assessment-Prozess einzusehen. Unter anderem sind die bisher publizierten Deutschen HTA-Reports im Volltext enthalten.
- http:///www.healthgate.com/embase/search-embase-pre.shtml
- http://subito-doc.de

Bundesweiter Lieferdienst der deutschen Bibliotheken für Aufsätze und Bücher. Recherche und Bestellung möglich.

Wer bei all diesen Adressen nicht das Geeignete gefunden hat, sei an:

http://www.eurodurg.org/links.htm

verwiesen. Auf der Homepage der Europäischen Forschungsgruppe für Arzneimittelverbrauch (European Drug Utilization Research Group) sind zahlreiche Links zu den verschiedensten Themenfeldern angegeben.

12.4 SERVICEADRESSEN

Unter dem Motto: „Keiner weiß alles allein" bietet die Apothekerkammer Nordrhein seit Beginn 2000 allen Kammermitgliedern einen Informationsservice für die Beratung von Kunden und Fachkreisen an. Er heißt RegioInform (Regionale Arzneimittelinformationsstelle) und es können medizinisch-pharmakologische Fragestellungen adressiert werden. Die Fragen sollen per Fax mit Hilfe eines Anfrageformulars an insgesamt drei Info-Apotheken weitergeleitet. Die Beantwortung erfolgt je nach Dringlichkeit innerhalb von 24 Stunden bis zu einer Woche.

Derzeit befindet sich das Projekt in einer Pilotphase. Nach einjähriger Anwendung soll die Effektivität und die Effizienz eines solchen Serviceangebotes evaluiert werden.

Service-Faxnummer: 0800-43 43 222

Das Anfrageformular wurde an alle Kammermitglieder ausgesandt und kann bei der Apothekerkammer Nordrhein, Poststraße 4, 40213 Düsseldorf nachbestellt werden.

Antworten zu den Aufgaben

ZU KAPITEL 6: „WIE FORMULIERT MAN EINE KLINISCHE FRAGESTELLUNG?"

MÖGLICHE FRAGEN ZU FALLBEISPIEL 1

Gemäß den Regeln zur Formulierung beantwortbarer Fragen könnten im Falle von Fallbeispiel 1 folgende Fragestellungen interessant sein und eine genauere Literatursuche nach sich ziehen:

1. Können bei einer Patientin mittleren Alters, welche an einer leichten Depression leidet, Johanniskraut-Präparate alternativ zu niedrig dosierten trizyklischen Antidepressiva eingesetzt werden?
2. Wie häufig treten Hitzewallungen und Schweißausbrüche bei ehemaligen Hormonanwenderinnen im Vergleich zu gleichaltrigen Frauen auf, die niemals Hormone eingenommen haben?
3. Steigt nach einer siebenjährigen Hormonersatztherapie mit kombinierten Präparaten das Brustkrebsrisiko bei Frauen im Vergleich zu unbehandelten Frauen an?
4. Wie hoch liegt die therapeutische Dosierung trizyklischer Antidepressiva (Amitriptylin) bei leichter Depression?
5. Wie häufig treten Übelkeit und Schläfrigkeit unter Therapie mit trizyklischen Antidepressiva im Vergleich zu Placebo auf?
6. Sind psychotherapeutische Maßnahmen zur Behandlung leichter depressiver Verstimmungen während des Klimakteriums effektiver als die medikamentöse Behandlung mit trizyklischen Antidepressiva?

MÖGLICHE FRAGEN ZU FALLBEISPIEL 2

Gemäß den Regeln zur Formulierung beantwortbarer Fragen könnten im Falle von Fallbeispiel 2 folgende Fragestellungen interessant sein und eine genauere Literatursuche nach sich ziehen:

1. Begünstigt eine Antibiotikagabe im Vergleich zu Placebo bei Kleinkindern mit einer akuten Mittelohrentzündung den Krankheitsverlauf?
2. Wie entwickelt sich das Hörvermögen bei Kindern mit akuter Mittelohrentzündung unter Antibiotikagabe im Vergleich zur Placebobehandlung?
3. Führen häufige Antibiotikaanwendungen bei Kleinkindern zu einer Schwächung der körpereigenen Immunabwehr im Vergleich zu Kleinkindern ohne Antibiotikaanwendungen?
4. Wie häufig treten unter Antibiotika im Vergleich zu Placebo Magen-Darm-Beschwerden auf?
5. Verbessert eine Darmsanierung mit E.coli oder Lactobacillus-Kulturen im Vergleich zu Placebo eine antibiotikainduzierte Diarrhoe?

MÖGLICHE FRAGEN ZU FALLBEISPIEL 3

Gemäß den Regeln zur Formulierung beantwortbarer Fragen könnten im Falle von Fallbeispiel 3 folgende Fragestellungen interessant sein und eine genauere Literatursuche nach sich ziehen:

1. Reduziert eine lipidsenkende Therapie mit einem HMG-CoA-Reduktase-Hemmer im Vergleich zu Placebo die Mortalitätsrate bei jungen, bisher kardiovaskulär unauffälligen Männern mit Hypercholesterinämie (280 mg/dl)?
2. Hat die Veränderung der Lebensumstände (Sport, Ernährung, Rauchen) auf die Rate kardiovaskulärer Ereignisse wie Herzinfarkt und Schlaganfall bei jungen Männern eine präventive Wirkung?
3. Führt eine cholesterinarme Diät zu einer deutlichen Reduktion des Cholsterinspiegels (Senkung um 25 %)?

MÖGLICHE FRAGEN ZU FALLBEISPIEL 4

Gemäß den Regeln zur Formulierung beantwortbarer Fragen könnten im Falle von Fallbeispiel 4 folgende Fragestellungen interessant sein und eine genauere Literatursuche nach sich ziehen:

1. Reduziert das Tragen von Kompressionsstrümpfen bei Patienten mit chronisch venöser Insuffizienz den progredienten Krankheitsverlauf?
2. Ist das Tragen von Kompressionsstrümpfen im Vergleich zur oralen Therapie mit Rosskastanienextrakt bei Patienten mit chronisch venöser Insuffizienz therapeutisch äquivalent?
3. Reduziert bzw. verhindert eine Gewichtsreduktion die Progredienz einer chronisch venösen Insuffizienz?

MÖGLICHE FRAGEN ZU FALLBEISPIEL 5

Gemäß den Regeln zur Formulierung beantwortbarer Fragen könnten im Falle von Fallbeispiel 5 folgende Fragestellungen interessant sein und eine genauere Literatursuche nach sich ziehen:

1. Vermindert eine Vitamin-E-Behandlung bei Patienten mit erhöhtem kardiovaskulären Risiko die Rate an kardiovaskulären Ereignissen (Myokardinfarkt, Schlaganfall, Tod)?
2. Hat die Veränderung der Lebensumstände (Sport, Ernährung, Rauchen) auf die Rate kardiovaskulärer Ereignisse wie Herzinfarkt und Schlaganfall bei älteren Männern eine präventive Wirkung?
3. Reduziert eine intensivierte Diabetesbehandlung im Vergleich zu einer konventionellen Therapie mit oralen Sulfonylharnstoffen bei Patienten mittleren Alters (> 50 Jahre) und Diabetes Typ II die Rate an kardiovaskulären Ereignissen (Myokardinfarkt, Schlaganfall, Tod)?

ZU KAPITEL 7: „LITERATURSUCHE: WO FINDET MAN WAS?"

Für jedes der im Kapitel 6 genannten Szenarien sind für jeweils eine klinische Fragestellung lesenswerte Publikationen genannt. Haben Sie diese bei Ihrer Literaturrecherche aufgespürt?

FALLBEISPIEL 1:

Steigt nach einer siebenjährigen Hormonersatztherapie mit kombinierten Präparaten das Brustkrebsrisiko bei Frauen im Vergleich zu unbehandelten Frauen an?

Schairer C, Lubin J, Troisi R, Sturgeon S, Brinton L, Hoover R: Menopausal estrogen and estrogen-progestin replacement therapy and breast cancer risk, JAMA 282 (2000), 485–491

Ross RK, Paganini-Hill A, Wan PC, Pike MC: Effect of hormone replacement therapy on breast cancer risk: estrogen versus estrogen plus progestin. J Natl Cancer Inst 92 (2000), 328–332.

FALLBEISPIEL 2:

Begünstigt eine Antibiotikagabe im Vergleich zu Placebo bei Kleinkindern mit einer akuten Mittelohrentzündung den Krankheitsverlauf?

Glasziou PP, Hayem M, Del Mar CB: Antibiotics versus placebo for acute otitis media in children, Cochrane Review. In: Cochrane Library, Issue 1, 2001. Oxford Update Software.

FALLBEISPIEL 3:

Reduziert eine lipidsenkende Therapie mit einem HMG-CoA-Reduktase-Hemmer im Vergleich zu Placebo die Mortalitätsrate bei jungen, bisher kardiovaskulär unauffälligen Männern mit Hypercholesterinämie (280 mg/dl)?

West of Scotland Coronary Prevention Study: Identification of high-risk groups and comparison with other cardiovascular intervention trials. Lancet 348 (1996), 1339–1342

Ramsay LE, Haq IU, Jackson PR, Yeo WW, Pickin DM, Payne JN. Targeting lipid lowering drug therapy for primary prevention of coronary disease: an updated Sheffield table. Lancet 348 (1996) 387–388

Haq IU, Jackson PR, Yeo WW, Ramsay LE. Sheffield risk and treatment table for cholesterol lowering for primary prevention of coronary heart disease. Lancet 346 (1995), 1467–1471

FALLBEISPIEL 4

Reduziert das Tragen von Kompressionsstrümpfen bei Patienten mit chronisch venöser Insuffizienz den progredienten Krankheitsverlauf?

Cullum N, Nelson EA, Fletcher AW, Sheldon TA: Compression bandages and stockings for venous ulcer (Cochrane Review). In: The Cochrane Library, Issue 1 2001. Oxford Update Software

FALLBEISPIEL 5

Vermindert eine Vitamin E-Behandlung bei Patienten mit erhöhtem kardiovaskulären Risiko die Rate an kardiovaskulären Ereignissen (Myokardinfarkt, Schlaganfall, Tod)?

Yusuf SM, Dagenais G, Pogue J, Bosch J, Sleight P: Vitamin E supplementation and cardiovascular events in high-risk patients. The Heart Outcomes Prevention Evaluation Study Investigators. N Engl J Med 342 (2000), 154–160

ZU KAPITEL 8: „STUDIENBEWERTUNG NACH DEN KRITERIEN DER EVIDENZ- BASIERTEN MEDIZIN"

Für diejenigen, die nur reduzierte Suchmöglichkeiten haben, hier für die einzelnen Aufgaben geeignete Literaturstellen. Die Studien können über Internetliteraturdienste wie subito! (siehe Kap. 12) oder in einer Universitätsbibliothek bestellt werden.

ZU AUFGABE 1

siehe oben

ZU AUFGABE 2

Ziegler D, Hanefeld M, Ruhnau KJ, Hasche H, Lobisch M, Schutte K, Kerum G, Malessa R: Treatment of symptomatic diabetic polyneuropathy with the antioxidant alpha-lipoic acid: a 7 month multicenter randomized controlled trial (ALADIN IIIStuy). ALADIN III study Group. Alpha-Lipoic Acid in Dibetic Neuropathy. Diabetes Care 22 (1999), 1296–1301
Arzneitelegramm 8/99: Aus für Liponsäure (Thioctacid u.a.) AT1999: 81–82.

ZU AUFGABE 3

Diabetes Typ I
Lewis EJ, Hunsicker LG, Bain RP, Rohde RD, for the collaborating Study Group: The effect of angiotensin-converting-enzyme inhibition on diabetic nephropathy. N Engl J Med 334 (1993), 939–945.

Diabetes Typ II:
UK Prospective Diabetes Study Group: Efficacy of atenolol and captopril in reducing of macrovascular and microvascular complications in type 2 diabetes : UKPDS 39. Br Med J 317 (1998), 713–720

ZU AUFGABE 4

Schairer C, Lubin J, Troisi R, Sturgeon S, Brinton L, Hoover R: Menopausal estrogen and estrogen-progestin replacement therapy and breast cancer risk, JAMA 282 (2000), 485–491
Hulley S, Grady D, Bush T, Furberg C, Herrington D, Riggs B et al. Randomized trial of estrogen plus progestin for secondary prevention of coronary heart disease in postmenopausal women. Heart and Estrogen/progestin Replacement Study (HERS) Research Group; JAMA 280 (1998), 605–613

ZU KAPITEL 9: „EINFÜHRUNG IN DIE STATISTIK"

ZU AUFGABE 1

Zielgröße waren Ulkusrezidivrate und Blutungsrate.
Tab. 1: Berechnung der klinischen Messgrößen für die Verumbehandlung im Vergleich zur Kontrollbehandlung.

Ulkusrezidivrate (signifikant)	
Relatives Risiko	0,20
Relative Risikoreduktion	0,80
Absolute Risikoreduktion	0,25
Odds ratio	0,15
Number needed to treat	4
Number needed to treat bei zweifach erhöhtem Risiko	2
Blutungsrate (nicht signifikant)	
Relatives Risiko	0,51
Relative Risikoreduktion	0,49
Absolute Risikoreduktion	0,04
Odds ratio	0,49
Number needed to treat	25
Number needed to treat bei zweifach erhöhtem Risiko	13

ZU AUFGABE 2

Zielgröße war Mortalität.
Tab. 2. Berechnung der klinischen Messgrößen für die Verumbehandlung im Vergleich zur Kontrollbehandlung.

Mortalität	
Relatives Risiko	0,53
Relative Risikoreduktion	0,47
Absolute Risikoreduktion	0,15
Number needed to treat	7
Number needed to treat bei zweifach erhöhtem Risiko	4

ZU AUFGABE 3

Zielgröße war die Entwicklung einer diabetischen Neuropathie.
Tab. 3: Berechnung der klinischen Messgrößen für die Verumbehandlung im Vergleich zur Kontrollbehandlung.

Diabetische Neuropathie	
Relatives Risiko	0,29
Relative Risikoreduktion	0,71
Absolute Risikoreduktion	0,068
Number needed to treat	15
Number needed to treat bei zweifach erhöhtem Risiko	8

AUFLÖSUNG DER DREI RÄTSEL

Rätsel 1

Antwort 4 wäre richtig gewesen: Alle Maßnahmen sind gleich gut.

> US Prospective Diabetes Study Group (UKPDS): Intensive blood-glucose control with sulphonylureas or insulin compared with conventional treatment and risk of complications in patients with type 2 diabetes (UKPDS33). Lancet 352 (1998) 837–853

Rätsel 2

Antwort 1 ist zwar richtig, aber Antwort 3 wird ihre Therapieentscheidung bzw. ihre Empfehlung maßgeblich beeinflussen. Dies war ein erfundenes Beispiel.

Rätsel 3

Antwort 1 und Antwort 3 sind richtig. Sie können Ihrem Kunden sowohl die Anwendung von Medikament 1,3,4 oder 5 nahelegen, ihn aber auch darauf hinweisen, dass es bei der Zahl der gemeldeten unerwünschten Wirkungen in klinischen Studien offensichtlich eine große Abhängigkeit zur angewendeten Fragetechnik gibt.
Das klinische Beispiel des arzneimittelinduzierten Hustens war erfunden. Dagegen gibt es die Studie, die eine Abhängigkeit der gemeldeten Nebenwirkungsrate von der Fragetechnik aufzeigt tatsächlich.

> Goto N, Shirahase M, Hatta H, Masada M, Lee JD, Tsubokawa A, Shimuzu H, Ueda T, Nakamura T, Kitazawa S: Influence of type of questionnaire on the prevalence of coughing in patients taking angiotensin converting enzyme inhibitors (ACEI), Jap J Clin Pharmacol Therap 27 (1996), 725–730

SACHREGISTER

A
Ablagesystem 132
ACP-Journal Club 78
Anwendungsbeobachtung 10f., 40ff., 42
Äquivalenz
–, pharmazeutische 135
–, therapeutische 136
Archiv 132
Arzneimittel 135
–, Entwicklung neuer 5
Arzneimittelmarkt 1ff.
Arzneimittelprüfung
–, klinische Phase 5
–, vorklinische Phase 5
Arzneistoffe, Bewertungsskala für neu eingeführte 3
Arzneistoffprofile 72
Aufbereitungsmonographien 71
Ausschlusskriterium 13, 92

B
Begleittherapie 15
Behandlungsbias 67
Behandlungsgleichheit 88
Beobachtung, unabhängige 127
Beobachtungsbias 67
Beobachtungseinheit 13
Beobachtungsgleichheit 22, 34
Beobachtungsstudie 20, 30
Beratung, Evidenz-basierte 83
Bias 15, 22, 26, 30, 66, 121, 136
–, verschiedene Arten 67
–, zeitbedingter 67
Bibliothek, virtuelle 63
Blockrandomisierung 85, 145

C
Chancenverhältnis,
   s. a. Odds Ratio
Cochrane Collaboration 52, 66, 77f.
–, Struktur 52
Cochrane Library 53, 65, 78
Code
–, ATC-Code der WHO 132
–, IMS-Code 132
Compliance 16, 124, 137
Concealment of Allocation 84, 137, 144
Confounder 137
Cross-over-Studie 28
–, Bewertung 30
–, Struktur 29

D
Datenanalyse 123
Datenbank 74, 76, 78
DIMDI 78
Double-dummy-Technik 150
Drop out 14, 32, 86, 138
Drug Consumption 138
Drugdex® 74
–, Bewertung 74

E
Effectiveness 26, 139
Efficacy 138
Effizienz 139
Einschlusskriterium 13, 92
Elektronische Medien 63, 75
–, Bewertung 79
Embase 78
Endpunkt
   s. a. Zielgröße 32, 141
Ergebnisse, s. a. Signifikanz
Evidenz
–, Hierarchie wissenschaftlicher 42
Evidenz-basierte Medizin 49, 59
experimentelle Studie, Beispiele 20

F
Fachinformationen 70
Fachzeitschrift 63
– als Sekundärliteratur 70
–, Bewertung 64
Fall-Kontroll-Studie 35ff.
–, Beispiele 37
–, Bewertung 38
–, Struktur 36
Fallzahl 14, 68, 85, 139
Fertigarzneimittel 139
Follow-up-Untersuchungen 32
Fortbildung 51
Fortschritt, therapeutischer 10
Fragestellung, klinische 13, 54

G
Gesetzmäßigkeit 12
Grundanfälligkeit 112, 115
Grundgesamtheit 139

H
historische Kontrolle 26, 37, 140
Hypothese, Generierung einer 11, 37, 125

I
Informationsquellen
–, kritische Bewertung 63
–, Überblick 62
–, Unabhängigkeit 60
–, Wissenschaftlichkeit 62
Intention-to-treat-Analyse 87, 123
Interessenskonflikt
   s. a. Sponsoring 91
Internet 14, 63, 75, 112, 140
–, Bewertung 76

J
Journal Club 69
–, maschinenlesbare Version 78

K
Kausalität 21, 27, 30, 38
klinische Fragestellung 15
Klinische Prüfung
– Phase I 7f.
– Phase II 7f.
– Phase IIA 8
– Phase IIB 8
– Phase III 7, 9
– Phase IV 7, 10
Kohortenstudie 31ff.
–, Bewertung 34

–, klinische Beispiele 32
–, kontrollierte 33
–, mit zurückverlegtem Anfangspunkt 34
–, prospektive 33
–, Struktur 33
Konfidenzintervall 121, 123, 126
Konsensuspapier 140

L
Längsschnittstudie 21, 32
Lehrbuch 74
–, Beispiele 75
Leitlinien 140
Literatur, Merkmale verschiedener Quellen 60
Literaturquellen
    s. Informationsquellen
Literaturrecherche 64, 77
–, Rangliste 79
–, typischer Verlauf 79
–, Fragestellung, klinische 59
Longitudinalstudie 21, 32

M
matching, paarweises 36
Medline 76f.
–, Subheadings 77
–, Suchfeldkürzel 76
Metaanalyse 68, 93
–, Bewertung 69
Monographie 71
–, Negativmonographie 72
–, Positivmonographie 73
Morbidität 141
Mortalität 141
Multicenterstudie 90

N
Nachschlagewerk 74
–, Beispiele 74
Nachzulassung 1
Nebenwirkung 91, 141
Number needed to treat 14, 92, 112, 115

O
Odds Ratio 117, 123
Outcome 141

P
p-Wert 121, 125f.
Patentschutz, für neue Wirkstoffe 5
Peer-Review 62, 64f., 76, 126
Per-protocol-Analyse 87, 124
Pharmaboard 133
Pharma-Kolloquium 133
Pharma-Leitlinien 133
Placebo 13, 24, 142
Population 142
Post-hoc-Hypothese 125
Prävalenz 14, 142
Primärliteratur 59
Printmedien 63
prospektiv 21, 24, 26
Prüfprotokoll 12, 17, 19
Publikationsbias 66f., 69
Punktschätzer 123

Q
Qualität 143
Qualitätszirkel 134
Quasi-Randomisierung 143

Querschnittstudie 21, 38ff.
–, Bewertung 39
–, Struktur 39

R
Randomisierung 15, 22, 24, 84, 144
–, blockweise 85, 145
Recallbias 67
Relevanz
–, klinische 10, 85, 127
–, therapeutische 7, 9, 71, 112, 115, 124, 141
Repräsentativität 22, 89, 92
Retrieval-Bias 66f.
retrospektiv 21
Review s. Übersichtsarbeit
Risiko, relatives 111ff.
Risikofaktor 20, 32, 34
Risikoreduktion, absolute 112, 114f.
Risikoreduktion, relative 113f.

S
Scheinassoziation 146
Sekundärliteratur 59
Selektionsbias 67
Signifikanz 66
–, statistische 121, 126f.
Sponsoring 91
Sprachbias 66f.
Statement
–, Consort 18, 64
–, Quorum 18
Stichprobengröße 13f., 17, 69
Störfaktor
    s. a. Confounder 137
Strukturgleichheit 15, 22, 36, 88, 124, 144
Studie, experimentelle 20
Studie, klinische 12ff.
–, –, Abstract 127
–, –, Aussagekraft 7
–, –, multizentrische 12, 15
Studie, kontrollierte klinische 26ff.
Studie, randomisierte klinische 24ff.
Studienabbrecher
    s. a. Dropout
Studiendesign, doppelblind
    s. a. Verblindung
Studienkollektiv 14
Subgruppe 68
Subgruppenanalyse 89
Suchmaschine 75
Surrogat-Marker 25, 90, 147
systematische Übersichtsarbeit 68

T
Tertiärliteratur 59f., 74
–, Bewertung 75
Therapiewechsel 124
Transparenz 148

U
Übersichtsarbeit 53
–, systematische 65f., 68
–, narrative 64f.
Unbedenklichkeit 1, 9, 148
unerwünschte Wirkung 16, 91, 141, 149
Untersuchung, einarmige 27
Untersuchung, unkontrollierte 27